BULLYING

Ana Beatriz Barbosa Silva

BULLYING
mentes perigosas nas escolas

principium

copyright © 2015 by Ana Beatriz Barbosa Silva
copyright © 2015 by Abbs Cursos e Palestras Eireli

Todos os direitos reservados. Nenhuma parte desta edição
pode ser utilizada ou reproduzida – em qualquer meio ou forma,
seja mecânico ou eletrônico, fotocópia, gravação etc. –
nem apropriada ou estocada em sistema de banco de dados,
sem a expressa autorização da editora.

Texto fixado conforme as regras do Novo Acordo Ortográfico da Língua Portuguesa
(Decreto Legislativo nº 54, de 1995)

Editora responsável: Camila Werner
Editora assistente: Sarah Czapski Simoni
Revisão de texto: Luciana Garcia e Laila Guilherme
Projeto gráfico: Mateus Valadares
Paginação: Linea Editora Ltda.
Capa: Gisele Baptista de Oliveira
Imagens da capa: Getty Images

2ª edição, 2015 – 1ª reimpressão, 2020

CIP-BRASIL. CATALOGAÇÃO NA PUBLICAÇÃO
SINDICATO NACIONAL DOS EDITORES DE LIVROS, RJ

S578b
    Silva, Ana Beatriz B. (Ana Beatriz Barbosa)
    Bullying : mentes perigosas nas escolas / Ana Beatriz Barbosa
Silva. - [2. ed.] - São Paulo : Globo, 2015.

    208 p. ; 23 cm.
    Inclui bibliografia
    ISBN 978-85-250-6152-2

    1. Assédio nas escolas - Prevenção. 2. Assédio - Prevenção. I.
Título.

	CDD: 371.58
15-26294	CDU: 37.064

Direitos de edição em língua portuguesa para o Brasil
adquiridos por Editora Globo S.A.
Rua Marquês de Pombal, 25 – Rio de Janeiro – RJ – Brasil
www.globolivros.com.br

Sumário

7   Dedicatória

9   Aurora da minha vida
Reflexões sobre a vida escolar

15   Capítulo 1 – Bullying: perigo nas escolas
A lei dos mais fortes e o silêncio dos inocentes

33   Capítulo 2 – Os personagens dessa tragédia
Quem maltrata, quem sofre, quem assiste

55   Capítulo 3 – A juventude nos tempos modernos: um panorama
Conflito de gerações em tempos velozes

73   Capítulo 4 – Os diversos comportamentos frente ao bullying
Quem adoece e quem supera

91 Capítulo 5 – Sucesso e reconhecimento dos que superaram o bullying
A volta por cima dos grandes talentos

111 Capítulo 6 – Bullying: do início aos dias atuais
Um conflito global, que cresce e aparece

131 Capítulo 7 – Cyberbullying e *sexting*: sinal dos tempos
A tecnologia a serviço do desrespeito

157 Capítulo 8 – Bullying e suas variações
As diversas faces da vilania

179 Capítulo 9 – Para construir a vida nova
O que pode ser feito

197 Sites úteis

199 Dicas de filmes

201 Bibliografia

Dedicatória

Dedico este livro a todos que são ou foram vítimas de bullying, e também àqueles que não resistiram e ficaram no meio do caminho.

A todos vocês, o meu mais profundo respeito, com a certeza de que não estão sozinhos nessa luta.

Aurora da minha vida
Reflexões sobre a vida escolar

Não me lembro exatamente quando fui ao teatro pela primeira vez. No entanto, uma das peças a que assisti ainda na minha adolescência me preencheu de tamanha emoção que jamais vou esquecer: *Aurora da minha vida*, de Naum Alves de Souza, no antigo Teatro de Arena, em Copacabana. Não preciso fechar os olhos para lembrar o exato instante em que as luzes se acenderam e uma aluna caxias, interpretada por Marieta Severo, recitou Casimiro de Abreu:

> *Oh! que saudades que tenho*
> *Da aurora da minha vida,*
> *Da minha infância querida*
> *Que os anos não trazem mais!*
> *(...)*
>
> *Meus oito anos* – Casimiro de Abreu, 1857

Ao término da declamação, a menina tão exemplar era elogiadíssima pela professora, que exaltava sua extraordinária memória e habilidade para entoar os versos com o sentimento e a intensidade exata de cada estrofe. Naquele momento, outro aluno, vivido por Pedro Paulo Rangel, iniciava uma chuva de implicâncias dirigida à prodigiosa aluna. Implicava com sua maneira impecável de se vestir, com seu jeito puxa-saco de ser, com sua emoção arcaica e com sua insuportável tendência a tirar dez em todas as matérias.

O cenário era simples. Restringia-se a poucas carteiras escolares, à mesa da professora e a um quadro-negro disposto em frente às carteiras. Entre uma aula e outra, a vida daqueles estudantes era esmiuçada. Aos poucos, percebíamos a personalidade de cada um e a maneira como viam sua vida, o mundo, seus valores, seus afetos, seus sonhos, suas frustrações, seus sentimentos e sua essência.

A peça transcorria entre provocações, brincadeiras, dramas e muito humor, inebriando a todos. Cada espectador, atento e imerso em sua embriaguez, fazia uma viagem interior rumo ao pequeno estudante que fora um dia. Era visível o estado de transe em que a plateia mergulhava, inclusive eu, minha mãe e minha madrinha Lalá. Foram duas horas de pura arte e autoconhecimento, em forma de catarse imaginativa.

Ao final da peça, os alunos já estavam bem crescidos e todos de alguma forma se entenderam. As velhas brincadeiras e desentendimentos deram origem a algumas amizades cúmplices e a muitas lembranças, que jamais seriam apagadas de sua mente. Todos eles, agora, sabiam o valor incalculável da aurora da sua vida que os anos não traziam mais!

Naquela tarde fui muito feliz e com sobras de motivos: havia descoberto o valor do teatro como uma forma de autorreflexão, tomara conhecimento das diversas experiências de minha mãe e de minha madrinha em sua vida acadêmica de infância e pude perceber que a história de todos nós sempre tem um pouco da história de todo mundo. Independentemente dos tempos, todos temos boas e más passagens para contar.

Imersa em lembranças escolares, cenas vívidas afloravam em minha tela mental. Pude distinguir com clareza as brincadeiras saudáveis, das quais fiz parte, daquelas "falsas brincadeiras" que camuflavam sentimentos pouco nobres, de intolerância, preconceito, ignorância e maldade consciente. Naquela época, mal poderia imaginar que, anos à frente, eu estaria às voltas com o comportamento humano e dos alunos em seu âmbito escolar.

Na década de 1980, os pesquisadores europeus da mente humana iniciaram a nobre tarefa de nomear determinadas condutas comuns na convivência entre jovens dentro de seu universo acadêmico. Esses estudos fizeram a distinção entre as brincadeiras naturais e saudáveis, típicas da vida estudantil, daquelas que ganham requintes de crueldade e extrapolam todos os limites de respeito pelo outro. As brincadeiras acontecem de forma natural e espontânea entre os alunos. Eles brincam, zoam, colocam apelidos uns nos outros, tiram sarro dos demais e de si mesmos, dão muitas risadas e se divertem. No entanto, quando as brincadeiras são realizadas repletas de segundas intenções e de perversidade, elas se tornam verdadeiros atos de violência que ultrapassam os limites suportáveis de qualquer um.

Além disso, é necessário entender que brincadeiras normais e sadias são aquelas nas quais todos os participantes se divertem. Quando apenas alguns se divertem à custa de outros que sofrem, isso ganha outra conotação, bem diversa de um simples divertimento. Nessa situação específica, utiliza-se o termo bullying escolar, que abrange todos os atos de violência (física ou não) que ocorrem de forma intencional e repetitiva contra um ou mais alunos, impossibilitados de fazer frente às agressões sofridas.

Hoje, ao relembrar aquela tarde no Teatro de Arena, eu seria capaz de distinguir em cada cena as verdadeiras brincadeiras entre os alunos. Elas fizeram a plateia sorrir e gargalhar, e em muitos momentos o próprio elenco se uniu à nossa diversão. Outras, porém, despertaram em nós sentimentos de apreensão, rejeição, piedade e injustiça. Tais cenas nos calaram e estamparam em nossa face expressões de perplexidade e sentimentos de omissão por situações vividas por nós. Eram cenas de bullying escolar, ali, bem debaixo do nosso nariz, fazendo-nos recordar as nossas próprias violências sofridas e engolidas.

Atualmente, tudo pode ser diferente. Temos o conhecimento ou podemos adquiri-lo a qualquer momento; só depende da nossa vontade. O que antes era algo sem definição específica, hoje tem nome, sobrenome, descrição e reconhecimento psicossocial.

Diante dessa nova e comprovada realidade, omitir-se é ser cúmplice da violência entre crianças e adolescentes no seu despertar, justamente no berço da educação e da socialização de cada ser humano. É na escola que iniciamos nossa longa jornada rumo à vida adulta, que nos transforma em cidadãos produtivos e solidários.

Não tenho dúvidas de que o bullying não pode mais ser tratado como um fenômeno exclusivo da área educacional. Atualmente ele já é definido como um problema de saúde pública e, por isso mesmo, deve entrar na pauta de todos os profissionais que atuam na área médica, psicológica e assistencial de forma mais abrangente. A falta de conhecimento sobre a existência, o funcionamento e as consequências do bullying propicia o aumento desordenado no número e na gravidade de novos casos e nos expõe a situações trágicas isoladas ou coletivas que poderiam ser evitadas.

Este livro tem como principal objetivo disponibilizar informações acessíveis sobre o tema a todos os cidadãos conscientes, ressaltando a importância da identificação precoce do bullying. Visa, também, apresentar posturas e ações que podem minimizar a incidência do problema e suas consequências desastrosas em curto e longo prazos.

Precisamos ter em mente que é na aurora de nossa vida que devemos aprender a não tolerar nenhum tipo de violência, preconceito e desrespeito ao próximo.

De forma quase "natural", os mais fortes utilizam os mais frágeis como meros objetos de diversão, prazer e poder, com o intuito de maltratar, intimidar, humilhar e amedrontar suas vítimas.

1
BULLYING: PERIGO NAS ESCOLAS
A lei dos mais fortes e o silêncio dos inocentes

Felipe, um garoto tímido e reservado de quinze anos, estudava em um conceituado colégio em São Paulo, no bairro do Morumbi. Sempre foi um aluno exemplar: cumpria sem procrastinações seus afazeres estudantis, nunca ficou em recuperação e passava nas provas com notas excelentes. Os professores sempre relatavam que Felipe era um garoto brilhante e com um belo futuro pela frente. No entanto, um grupinho de alunos "da pá virada" passou a discriminá-lo e importuná-lo sistematicamente. Na frente de todos, ele era alvo de chacotas e apelidado de "cê-dê-efe", puxa-saco de professores, *nerd* e esquisitão.

Certa vez, o garoto foi agarrado e agredido fisicamente no banheiro da escola. Imobilizado e com a boca tapada, levou vários chutes no estômago e nas pernas, o que foi testemunhado por muitos colegas. Seus agressores impuseram silêncio: "Fique quieto, senão a gente arranca a tua língua", disse o mais valentão. Quem assistiu a tudo nada fez. Quem viu fingiu não ver. Felipe, por algum tempo, ficou ali, estirado no chão, indefeso, desmoralizado, sem poder contar com o apoio e a solidariedade de ninguém.

O adolescente passou a ter verdadeiro pavor do grupo, e dali em diante frequentar as aulas se tornou um grande inferno. Os autores do ataque olhavam para Felipe com ar de ameaças e cochichavam entre si. Agora a classe toda já fazia piadinhas infames sobre aquele "fracote", que apanhara junto às latrinas de um sanitário.

Cada vez mais excluído, cabisbaixo e acuado, ele pediu a seus pais que o trocassem de escola. Com um misto de medo e vergonha, não disse o porquê. Eles não aceitaram e tampouco entenderam; afinal, a escola era excelente e seu filho um ótimo aluno.

Felipe passou a matar aula, ir a shoppings, inventar doenças, andar a esmo. Tudo isso como forma de fuga para não enfrentar o horror que estava vivenciando. Suas notas despencaram, as faltas eram constantes e estava à beira de ser reprovado.

Sem suportar mais as pressões que vinham de todos os lados e já sem forças, o menino relatou aos pais suas experiências dramáticas. Os professores, a diretora da escola e os pais de Felipe fizeram várias reuniões. Ninguém chegou a nenhuma conclusão plausível: os pais acusavam a instituição, e esta jogava toda a responsabilidade sobre a cabeça do adolescente e de seus familiares. Os pais de Felipe, sem saber muito bem como proceder diante de tamanha omissão, trocaram o filho de colégio.

Hoje ele está em terapia, tentando superar seus traumas, seus medos e sua dificuldade de se relacionar com qualquer pessoa.

Eu adoraria dizer que a história de Felipe não passa de uma ficção extraída de um filme norte-americano e que fatos assim são raros em nosso país. No entanto, lamentavelmente, muitos pais, professores, diretores, supervisores, inspetores e terapeutas que trabalham com crianças e adolescentes ouvem histórias semelhantes (ou piores) com uma regularidade cada vez maior.

O bullying tornou-se um problema endêmico nas escolas de todo o mundo. Um dos casos mais emblemáticos e com fim trágico ocorreu nos Estados Unidos, em 1999, na Columbine High School, em Denver, Colorado. Os estudantes Eric Harris, de dezoito anos, e Dylan Klebold, de dezessete, assassinaram doze estudantes e um professor. Deixaram mais de vinte pessoas feridas e se suicidaram em seguida. A motivação para o ataque seria vingança pela exclusão escolar que os dois teriam sofrido durante muito tempo. Investigações também demonstraram que eles não somente eram alvos de bullying, como também os próprios agressores de outras vítimas. O massacre suscitou muitas discussões sobre maus-tratos aos adolescentes nas escolas e segurança nas instituições de ensino norte-americanas, tornando-se referência em relação à violência escolar. Em 2002, esse triste episódio deu origem ao premiado documentário *Tiros em Columbine*, dirigido por Michael Moore, que questiona o culto à violência e o fácil acesso às armas nos Estados Unidos. Infelizmente, essa atitude extrema dos dois adolescentes é considerada, por alguns estudantes, um ato heroico e é copiada em várias partes do mundo.

A palavra bullying até pouco tempo atrás era pouco conhecida do grande público. De origem inglesa, é utilizada para qualificar comportamentos violentos no âmbito escolar, tanto de meninos quanto de meninas. Entre esses comportamentos, podemos destacar agressões, assédios e ações desrespeitosas realizados de maneira recorrente e intencional por parte dos agressores. É fundamental explicitar que as atitudes tomadas por um ou mais agressores contra um ou alguns estudantes geralmente não apresentam motivações específicas ou justificáveis. Isso significa dizer que, de forma quase "natural", os mais fortes utilizam os mais frágeis como meros objetos de diversão, prazer e poder, com o intuito de maltratar, intimidar, humilhar e amedrontar suas vítimas. E isso invariavelmente produz, alimenta e até perpetua muita dor e sofrimento nos vitimados.

Se recorrermos a um dicionário, encontraremos as seguintes traduções para a palavra bully: indivíduo valentão, tirano, mandão, brigão. Já a expressão bullying corresponde a um conjunto de atitudes de violência física e/ou psicológica, de caráter intencional e repetitivo, praticado por um bully (agressor) contra uma ou mais vítimas que se encontram impossibilitadas de se defender. Seja por uma questão circunstancial, seja por uma desigualdade subjetiva de poder, por trás dessas ações sempre há um bully que domina a maioria dos alunos de uma turma e proíbe qualquer atitude solidária em relação ao agredido.

O abuso de poder, a intimidação e a prepotência são algumas das estratégias adotadas pelos praticantes de bullying (os bullies) para impor sua autoridade e manter suas vítimas sob total domínio.

Se pararmos para pensar, todos nós já fomos vítimas de hostilidade repetitiva e intencional em algum momento de nossa vida. Os valentões não estão somente nas escolas; eles podem ser encontrados em qualquer segmento da sociedade. Os bullies juvenis também crescem e são encontrados em versões adultas ou amadurecidas (ou melhor, apodrecidas). No contexto familiar, podem ser identificados na figura de pais, cônjuges ou irmãos dominadores, manipuladores e perversos, capazes de destruir a saúde física e mental e a autoestima de seus alvos prediletos. No território profissional, costumam ser chefes ou colegas tiranos, mascarados e impiedosos. Suas atitudes agressoras (ou transgressoras) estão configuradas na corrupção, na coação, no uso indevido do dinheiro público, na imprudência arbitrária no trânsito, na negligência com os enfermos, no abuso de poder de lideranças, no sarcasmo de quem se utiliza da "lei da esperteza", no descaso das autoridades, no prazer em ver o outro sofrer... Muito embora o termo bullying originalmente tenha sido empregado para definir atos de tirania e violência repetitivas no âmbito escolar, muitas vezes também é adotado para explicar todo tipo de comportamento agressivo, cruel, proposital e sistemático inerente às relações interpessoais. No entanto, é importante salientar que, em cada ambiente, esses comportamentos recebem nomes distintos, como será visto no capítulo 8.

Seja como for, cabe ressaltar que, neste livro, o termo bullying será abordado preferencialmente no território escolar. Nesse contexto, o bullying pode ser considerado o retrato da violência e da covardia estampado diariamente no templo do conhecimento e do futuro de nossos jovens: *a escola*.

Formas de bullying

O bullying pode acontecer de forma direta ou indireta. Porém, dificilmente a vítima recebe apenas um tipo de agressão; normalmente, os comportamentos desrespeitosos dos bullies costumam vir em bando. Essas atitudes maldosas contribuem não somente para a exclusão social da vítima, como também para muitos casos de evasão escolar e pode se expressar das mais variadas formas, como as listadas a seguir:

Verbal

→ insultar
→ ofender
→ xingar
→ fazer gozações
→ colocar apelidos pejorativos
→ fazer piadas ofensivas
→ zoar

Físico e material

→ bater
→ chutar
→ espancar

→ empurrar

→ ferir

→ beliscar

→ roubar, furtar ou destruir os pertences da vítima

→ atirar objetos contra a vítima

Psicológico e moral

→ irritar

→ humilhar e ridicularizar

→ excluir

→ isolar

→ ignorar, desprezar ou fazer pouco-caso

→ discriminar

→ aterrorizar e ameaçar

→ chantagear e intimidar

→ tiranizar

→ dominar

→ perseguir

→ difamar

→ passar bilhetes e desenhos de caráter ofensivo entre os colegas

→ fazer intrigas, fofocas ou mexericos (mais comum entre as meninas)

Sexual

→ abusar

→ violentar

→ assediar

→ insinuar

Esse tipo de comportamento desprezível costuma ocorrer entre meninos com meninas e entre meninos com meninos. Não raro o estudante indefeso é assediado e/ou violentado por vários "colegas" ao mesmo tempo.

Virtual

Os avanços tecnológicos também influenciam esse fenômeno típico das interações humanas. Com isso surgiram novas formas de bullying que se utilizam de aparelhos e equipamentos de comunicação (celular e internet) e que são capazes de difundir, de maneira avassaladora, calúnias e maledicências. Essa forma de bullying é conhecida como cyberbullying e será descrita, mais detalhadamente, no capítulo 7.

Consequências psíquicas e comportamentais do bullying

Além de os bullies escolherem um aluno-alvo que se encontra em franca desigualdade de poder, geralmente ele também já apresenta baixa autoestima. A prática de bullying agrava o problema preexistente, assim como pode abrir quadros graves de transtornos psíquicos e/ou comportamentais que, muitas vezes, trazem prejuízos irreversíveis. No exercício diário da minha profissão, e após uma criteriosa investigação do histórico de vida dos pacientes, observo que não são somente crianças e adolescentes que sofrem com essa prática indecorosa; muitos adultos ainda experimentam aflições intensas advindas de uma vida estudantil traumática. Os problemas mais comuns com que me deparo em consultório são:

Sintomas psicossomáticos

Os pacientes tendem a apresentar diversos sintomas físicos, entre os quais podemos destacar: cefaleia (dor de cabeça), cansaço crônico, insônia, dificuldades de concentração, náuseas (enjoo), diarreia, boca seca, palpitações, alergias, crise de asma, sudorese, tremores, sensação de nó na garganta, tonturas ou desmaios, calafrios, tensão muscular e formigamentos.

Vale a pena ressaltar que esses sintomas, isolados ou múltiplos, costumam causar elevados níveis de desconforto e prejuízos às atividades cotidianas do indivíduo.

Transtorno do pânico

Dos casos clínicos que tenho acompanhado, esse é um dos mais representativos do sofrimento humano. Caracteriza-se pelo medo intenso e infundado, que parece surgir do nada, sem nenhum aviso prévio. O indivíduo é tomado por uma sensação enorme de medo e ansiedade, acompanhada de uma série de sintomas físicos (taquicardia, calafrios, boca seca, dilatação da pupila, suores etc.), sem razão aparente. Um ataque de pânico dura, em média, de vinte a quarenta minutos. Esse curto espaço de tempo é um dos momentos mais angustiantes que um indivíduo pode vivenciar. Muitos relatam a sensação de estar sofrendo um ataque cardíaco, de que vão enlouquecer, de estranheza de si mesmo e de que podem morrer a qualquer momento. Quem passa por crises de pânico acaba por desenvolver o "medo de ter medo", ou seja, nunca sabe quando uma nova crise ocorrerá. Ultimamente, o transtorno do pânico já pode ser observado em crianças bem jovens (entre seis e sete anos de idade), em grande parte por causa de situações de estresse prolongado a que são expostas. O bullying, certamente, faz parte dessa condição.

Fobia escolar

Caracteriza-se pelo medo intenso de frequentar a escola, ocasionando repetência por faltas, problemas de aprendizagem e/ou evasão escolar. Quem sofre de fobia escolar passa a apresentar diversos sintomas psicossomáticos e todas as reações do transtorno do pânico dentro da própria escola. Isto é, a pessoa não consegue permanecer no ambiente onde as lembranças são traumatizantes. Muitas podem ser as causas da fobia escolar: problemas emocionais no ambiente doméstico; ansiedade de separação – quando a criança se vê separada dos pais e teme pelo novo ambiente que terá que enfrentar; problemas físicos e psíquicos; e a prática do bullying. Em relação a esta última, inevitavelmente, todos saem perdendo: a criança, os pais, a escola, a sociedade como um todo. Quem desiste precocemente da escola perde a oportunidade de construir uma base sólida para a descoberta e o desenvolvimento de seus talentos essenciais, alterando a rota de seus propósitos existenciais e sociais.

Fobia social (timidez patológica)

Quem apresenta fobia social, também conhecida por timidez patológica, sofre de ansiedade excessiva e persistente, com temor exacerbado de se sentir o centro das atenções ou de estar sendo julgado e avaliado negativamente. Assim, com o decorrer do tempo, tal indivíduo passa a evitar qualquer evento social ou procura esquivar-se deles, o que traz sérios prejuízos em sua vida acadêmica, profissional, social e afetiva. Como é possível um fóbico social proferir uma palestra, participar de reuniões de negócios, apresentar trabalhos escolares ou encontrar parceiros, se ele tem pavor de ser ridicularizado pelas pessoas? Para determinados fóbicos sociais, tomar um simples cafezinho ou assinar um cheque na frente de alguém pode ser uma tarefa impossível de ser cumprida. Ele também pode apresentar gagueira ou ter verdadeiros brancos ao tentar se comunicar. O fóbico social de hoje pode ter o transtorno deflagrado em função das inúmeras humilhações no seu passado escolar – danos e sofrimentos que são capazes de refletir por toda uma existência.

Transtorno de ansiedade generalizada (TAG)

A ansiedade generalizada é uma sensação de medo e insegurança persistente, que não "larga do pé". A pessoa que sofre de TAG preocupa-se com todas as situações ao seu redor, desde as mais delicadas e importantes até as mais corriqueiras. Ela amanhece o dia com a nítida sensação de que se esqueceu de fazer alguma coisa imprescindível ou de que não vai dar conta dos seus afazeres. Geralmente são pessoas impacientes, que vivem com pressa, aceleradas, negativas e que têm a impressão constante de que algo ruim pode acontecer a qualquer momento. Elas costumam sofrer de insônia, irritabilidade, e, sem tratamento adequado, os sintomas podem se exacerbar e provocar outros transtornos muito mais graves.

Depressão

A depressão não é apenas uma sensação de tristeza, de fraqueza ou de baixo-astral. É muito mais do que isso: trata-se de uma doença que afeta o humor, os pensamentos, a saúde e o comportamento. Os sintomas mais característicos de um quadro depressivo são:

→ tristeza persistente
→ ansiedade ou sensação de vazio

→ sentimentos de culpa, inutilidade e desamparo

→ insônia ou excesso de sono

→ perda ou aumento de apetite

→ fadiga e sensação de desânimo

→ irritabilidade e inquietação

→ dificuldades de concentração e de tomar decisões

→ sentimentos de desesperança e pessimismo

→ perda de interesse por atividades que anteriormente despertavam prazer

→ ideias ou tentativas de suicídio

A depressão em crianças e em adolescentes foi, por muito tempo, ignorada ou subdiagnosticada. Porém, hoje em dia, os estudos sugerem um alto nível de incidência de sintomas depressivos na população escolar. Atualmente, o suicídio entre os adolescentes vem crescendo de maneira significativa e se tornou uma das principais causas de morte nessa faixa etária.

Em 2014, estudos da Organização Mundial de Saúde (OMS) revelaram que a depressão é a principal causa de incapacitação entre crianças e jovens. No Brasil, estima-se que existam 8 milhões de jovens de até dezessete anos sofrendo de depressão por razões distintas, o que é um dado alarmante.

Sabemos que os adolescentes apresentam oscilações de humor e mudanças relevantes em seus hábitos e costumes. Isso faz parte da natureza humana e deve ser encarado como algo próprio da idade. Porém, devemos ficar de olhos bem abertos quando esses jovens deixam de levar uma vida normal e ficam com a autoestima mais baixa, irritados, isolados, com baixo desempenho escolar, dificuldades em suas relações sociais e familiares. Em vez de pensarmos apenas em drogas, más companhias ou namoros frustrados, não devemos descartar que comportamentos relacionados ao fenômeno bullying podem estar por trás disso.

Anorexia e bulimia

Os transtornos alimentares mais relevantes em nosso contexto sociocultural são a anorexia e a bulimia nervosas. Esses transtornos já são considerados uma epidemia nas sociedades ocidentais, acometendo especialmente mulheres (em 90% dos casos), sobretudo as adolescentes e as jovens adultas.

A anorexia nervosa se caracteriza pelo pavor descabido e inexplicável que a pessoa tem de engordar, com grave distorção de sua imagem corporal. Isto é, mesmo que ela já esteja extremamente magra ou até esquálida, ainda se acha acima do peso e fora dos padrões exigidos pelo seu meio sociocultural. Para atingir esse padrão de beleza inatingível, a anoréxica se submete a regimes alimentares bastante rigorosos e agressivos. A anorexia é uma doença grave, de difícil controle e que pode levar à morte por desnutrição, desidratação e outras complicações clínicas.

Já a bulimia nervosa se caracteriza pela ingestão compulsiva e exagerada de alimentos, geralmente muito calóricos, seguida por um enorme sentimento de culpa em função dos excessos cometidos. Na tentativa de eliminar os alimentos ingeridos, a pessoa bulímica lança mão de diversas ações compensatórias (rituais purgativos). Entre elas estão vômitos autoinduzidos (várias vezes ao dia), abuso de diuréticos, laxantes, enemas, excesso de exercícios físicos e longos períodos de jejum. Tanto os episódios de compulsão alimentar quanto os rituais purgatórios fogem totalmente ao controle de uma pessoa bulímica.

É importante destacar que a anorexia e a bulimia são patologias que necessitam ser diagnosticadas e tratadas o mais precocemente possível. Não podemos perder de vista que a formação da autoimagem corporal de cada pessoa está fortemente influenciada pela maneira como a sociedade impõe o que é ter um corpo esteticamente apreciável. De mais a mais, as meninas (principalmente no início da adolescência) passam por mudanças fisiológicas inerentes à idade, o que pode ocasionar um ganho de peso. Dessa forma, muitas sofrem pressões intensas de familiares, amigos e colegas de escola.

Transtorno obsessivo-compulsivo (TOC)[1]

Entre os transtornos de ansiedade, o TOC é o mais intrigante para os especialistas da área de psiquiatria e de psicologia. Popularmente chamado de "mania", o transtorno obsessivo-compulsivo se caracteriza por pensamentos sempre de natureza ruim, intrusivos e recorrentes (obsessões), causando muita ansiedade e sofrimento. Na tentativa de neutralizar tais pensamentos e de aliviar a própria ansiedade, o portador de TOC passa a adotar comportamentos repetitivos (conhecidos como compulsões), de forma sistemática e ritualizada. Um exemplo disso é a pessoa que pensa insistentemente que pode se contaminar ou adquirir uma doença grave ao tocar maçanetas, objetos ou simplesmente ao apertar a mão de alguém. Ela fica tão prisioneira desses pensamentos negativos que passa a lavar as mãos várias vezes ao dia (vinte a trinta) e com diferentes sabonetes, podendo causar ferimentos e sangramentos. Banhos excessivos e demorados também são comuns no TOC por medo de contaminação.

O transtorno também pode se manifestar de diferentes formas, como a "mania" de checagem ou verificação: a pessoa confere infinitas vezes se esqueceu o gás do fogão ligado, se portas e janelas estão trancadas, se as gavetas estão fechadas etc. Caso não cumpra esse ritual, sua mente não consegue parar de pensar que algo muito grave poderá acontecer a ela ou a seus entes queridos.

---

1. Tema do livro *Mentes e manias: TOC – transtorno obsessivo-compulsivo*.

Outro exemplo é a "mania" de ordenação: ritual de guardar ou organizar determinados objetos sempre da mesma forma, na mesma posição, ou ainda com a mesma simetria em relação aos demais objetos.

Diversas outras "manias" também são muito comuns, e todas, invariavelmente, trazem prejuízos incalculáveis para a vida do indivíduo, pois, além de se tornar prisioneiro da própria mente, ele perde muito tempo do seu dia cumprindo esses rituais. Por ser um problema que foge ao seu controle, geralmente o portador de TOC é tachado de esquisito ou até mesmo de louco, o que acarreta grandes constrangimentos.

Momentos de forte estresse, como pressões psicológicas (tal qual o bullying), podem abrir um quadro de TOC em pessoas com predisposição genética ou até mesmo intensificar o problema preexistente.

Transtorno do estresse pós-traumático (TEPT)

Pessoas que passaram por experiências traumáticas como vivenciar a morte de perto, acidentes, sequestros, catástrofes naturais etc., que lhes trouxeram medo intenso, podem estar sujeitas a desenvolver o TEPT. Esse transtorno se caracteriza por ideias intrusivas e recorrentes do evento traumático, com flashbacks (como se fosse um filme) e lembranças de todo o horror que os abateu. O TEPT pode levar a um quadro de depressão, ao embotamento emocional (frieza com as pessoas queridas), à sensação de vida abreviada, à perda de seus prazeres, afetando diretamente todos os seus setores vitais. Esse transtorno vem aumentando nos últimos tempos em função da violência, e, consequentemente, a procura por consultórios médicos e psicológicos também cresceu.

Observa-se um número crescente de TEPT em adolescentes que estiveram envolvidos com bullying, especialmente quando sofreram agressões ou presenciaram cenas de extrema violência e abusos sexuais.

Quadros menos frequentes

→ *Esquizofrenia*: popularmente conhecida como psicose ou loucura, é uma doença mental que faz com que o indivíduo rompa com a barreira da realidade e passe a vivenciar um mundo imaginário, paralelo. Caracteriza-se pela presença de delírios (imaginar que está sendo perseguido, por exemplo) e/ou por alucinações (ouvir vozes, ver pessoas ou vultos que não existem). Normalmente, um esquizofrênico, quando agride alguém, o faz para se defender, pois imagina estar sendo atacado. Pessoas suscetíveis a esquizofrenia ou psicoses podem iniciar o quadro quando submetidas a uma forte pressão ambiental ou psicológica.

→ *Suicídio e homicídio*: ocorrem quando os jovens-alvo não conseguem suportar a coação dos seus algozes. Em total desespero, essas vítimas lançam mão de atitudes extremas como forma de aliviar seu sofrimento.

Vale destacar que a maioria dos problemas relatados apresenta uma marcação genética considerável, ou seja, podem ser herdados dos pais ou de parentes próximos. No entanto, a vulnerabilidade de cada indivíduo, aliada ao ambiente externo, às pressões psicológicas e às situações de estresse prolongado, pode deflagrar transtornos graves que se encontravam até então adormecidos. Dessa forma, devemos refletir de maneira bastante conscienciosa sobre o fato de que, além de o bullying ser uma prática inaceitável nas relações interpessoais, pode levar a quadros clínicos que exigem cuidados médicos e psicológicos para que sejam superados.

Talvez o maior desafio na identificação dos atores dessa triste peça chamada bullying seja distinguir os agressores que podem ser dissuadidos desse papel daqueles que já exibem, desde muito cedo, uma natureza desprovida de afetividade.

2
OS PERSONAGENS DESSA TRAGÉDIA
Quem maltrata, quem sofre, quem assiste

É provável que o maior legado literário deixado pelos gregos tenham sido as tragédias. A tragédia grega é um tipo de drama em que um herói luta contra um fator transcendental, que controla e determina o fluxo dos acontecimentos. A força desse fator é tanta que sempre se chega a um final trágico, no qual o herói sofre todas as consequências por desafiar e tentar mudar o poderoso destino. As tragédias costumam suscitar horror e piedade nos leitores ou espectadores e, por isso mesmo, podem ocasionar a chamada catarse, que é uma espécie de purificação por meio do sofrimento alheio. É justamente por essa característica que nos interessamos tanto pelos acontecimentos trágicos ocorridos na vida real.

Assim como acontece na tragédia grega, o bullying também é constituído de personagens e enredos que nos despertam terror, compaixão e empatia. No entanto, felizmente, o bullying pode ser identificado, combatido e enfrentado por todos que, heroicamente, lutam para mudar o rumo dessa história. Para isso, precisamos distinguir e classificar os protagonistas dessa dramática realidade.

Os protagonistas do bullying escolar

1) As vítimas

→ Vítima típica

É o aluno que apresenta pouca habilidade de socialização. Em geral, é tímido ou reservado e não consegue reagir aos comportamentos provocadores e agressivos dirigidos contra ele. Normalmente, são mais frágeis fisicamente ou apresentam alguma marca que os destaca da maioria dos alunos: são gordinhos ou magros demais, altos ou baixos demais; usam óculos; são "caxias"; deficientes físicos; apresentam sardas ou manchas na pele, orelhas ou nariz mais destacados; usam roupas fora de moda; são de raça, credo, condição socioeconômica ou orientação sexual diferentes... Enfim, qualquer coisa que fuja ao padrão imposto por um determinado grupo pode deflagrar o processo de escolha da vítima do bullying. Os motivos (sempre injustificáveis) são os mais banais possíveis.

Normalmente, essas crianças ou adolescentes estampam facilmente as suas inseguranças na forma de extrema sensibilidade, passividade, submissão, falta de coordenação motora, baixa autoestima, ansiedade excessiva e dificuldades para se expressar. Por apresentarem dificuldades significativas de se impor ao grupo, tanto física quanto verbalmente, tornam-se alvos fáceis e comuns dos ofensores.

Fernanda, desde muito nova, apresentava problemas relacionados a seu peso corporal. No colégio, ela sempre recebia apelidos pejorativos do tipo "baleia", "balofa", "bola" e "elefante". Tanto os meninos quanto as meninas a discriminavam por ser diferente do modelo imposto pelo grupo e evitavam um contato mais estreito. Sua autoestima já estava bastante abalada em função das constantes humilhações, o que a fazia travar verdadeiras batalhas contra a balança. Aos catorze anos, Fernanda não suportou a pressão e, para sua própria sobrevivência emocional, decidiu emagrecer a qualquer custo. Ela descobriu na internet sites de relacionamento que ensinam fórmulas mágicas para perder peso rapidamente e tornar-se um modelo de beleza feminina. Grande cilada!

Sem que os pais percebessem, Fernanda passou a fazer dietas rigorosas, com jejuns prolongados. Quanto mais emagrecia, mais pensava em emagrecer de forma obsessiva. Aos dezesseis anos, a jovem se tornou escrava da magreza inatingível e autodestrutiva. Ela sofria de anorexia nervosa e estava sem as condições mínimas necessárias para ser considerada uma pessoa saudável. Seu estado físico e mental exigia um tratamento clínico, com acompanhamento psiquiátrico, psicológico e nutricional.

Outro exemplo de uma vítima típica, envolvendo um de meus pacientes, aqui recebe o nome fictício de Gabriel.

O menino ainda não havia completado treze anos quando seus pais me procuraram no consultório. A queixa maior estava relacionada às "manias" estranhas que Gabriel vinha apresentando: batia as mãos de um lado ao outro da parede; contava repetidas vezes os azulejos da cozinha; tinha medo de dormir sozinho; e, mesmo quando alguém lhe fazia companhia, checava seguidas vezes se havia alguma pessoa debaixo da cama. Pensava estar enlouquecendo, como me confessou, pois não parava de imaginar que os pais poderiam morrer de uma hora para outra e, caso isso acontecesse, ele jamais se perdoaria.

Depois da investigação minuciosa do caso, Gabriel recebeu o diagnóstico de transtorno obsessivo-compulsivo (TOC), um quadro clínico que traz sofrimentos imensos ao paciente e às pessoas mais próximas. Era preciso agir rápido, pois, quanto mais cedo aderissem ao tratamento adequado, tanto melhor seria para a superação e o controle do problema.

No entanto, tínhamos uma especial preocupação, que fugia um pouco do nosso alcance. Como a turma da escola e os demais colegas estariam percebendo a questão e agindo com Gabriel? Afinal, quem é portador de TOC tem dificuldades de controlar suas aflições e atos compulsivos em qualquer ambiente. Por meio de relatório médico, informei a direção escolar sobre o quadro clínico do meu paciente e a necessidade de medicamentos e de terapias dali para a frente. A instituição teria de tomar certos cuidados para que ele não se sentisse deslocado ou desmoralizado.

Enquanto Gabriel entendia cada vez mais o que se passava com sua mente, empenhando-se em sua melhora, seus parceiros de classe passaram a chamá-lo de "maluco", "esquisito", "doido", "debiloide" e "tarja preta".

Um garoto inteligente, estudioso e, até então, considerado um cara legal era agora alvo de chacotas, debaches e motivo para conversas maldosas por todo o ambiente da escola. Como se não bastasse, exigiam que Gabriel, na frente de todos, mostrasse algumas de suas "manias". Lógico que isso tudo exacerbava o problema do garoto e dificultava a sua recuperação. Depois de várias reuniões sem sucesso com a direção do colégio, Gabriel abandonou a escola no meio do ano. Ainda sob acompanhamento, seus pais procuraram um colégio que fosse compreensivo e onde Gabriel se sentisse acolhido e respeitado.

→ Vítima provocadora

É aquela capaz de insuflar em seus colegas reações agressivas contra si mesma. No entanto, não consegue responder aos revides de forma satisfatória. Ela, em geral, discute ou briga quando é atacada ou insultada.

Nesse grupo geralmente encontramos as crianças ou adolescentes hiperativos e impulsivos e/ou imaturos, que criam, sem intenção explícita, um ambiente tenso na escola. Sem perceberem, as vítimas provocadoras acabam "dando tiro nos próprios pés", chamando a atenção dos agressores genuínos. Estes, por sua vez, aproveitam-se dessas situações para desviar toda a atenção para a vítima provocadora. Assim, os verdadeiros agressores continuam incógnitos em suas táticas de perseguição.

Para facilitar o entendimento de uma vítima provocadora, cito o caso de Marcos, onze anos, um paciente portador de TDAH[1] (mais conhecido como hiperatividade). Quem está familiarizado com o assunto sabe que o portador de TDAH, principalmente quando predomina o lado impulsivo e hiperativo, não consegue parar quieto na carteira, corre de um lado para outro, vive a mil por hora, é impaciente, dá respostas impensadas e intromete-se nos assuntos sem ser chamado. Isso porque sua mente é inquieta, veloz, como se estivesse plugada na tomada o tempo todo. E é exatamente por essa velocidade em seus pensamentos que muitos não conseguem se concentrar no que o professor está dizendo ou apresentam dificuldades de aprendizagem. Porém, a impulsividade de um TDAH (seja ela física ou verbal) não está associada a falta de caráter, má educação ou intenções maldosas, mas ao funcionamento mental que não permite o controle dos impulsos de forma adequada. Isso, invariavelmente, ocasiona gafes sociais e dificuldades nos relacionamentos interpessoais.

Pois bem: Marcos, esse garotinho considerado problemático e "pestinha" por todos da turma, criava, sem querer, situações embaraçosas. Bastava ser frustrado em alguma coisa, que partia para uma resposta malcriada aqui ou um empurrão ali. É claro que essas provocações totalmente desastradas geravam conflitos e reações por parte dos agredidos. O tempo "fechava" e Marquinhos, absolutamente despreparado, perdia a disputa, além de deixar os professores de cabelo em pé. E lá estava ele, cabisbai-

---

1. Transtorno do déficit de atenção com hiperatividade, tema do livro *Mentes inquietas: TDAH – desatenção, hiperatividade e impulsividade.*

xo e arrependido pelos problemas que causara: "Eu não presto pra nada, mesmo. Não devia ter feito isso. Eu sou um mané!", pensava o garoto.

No entanto, lá no fundo da sala, os encrenqueiros verdadeiros, com um quê de maldade, tiravam proveito da sua fragilidade. Entravam no páreo e faziam ataques covardes, numa luta desigual. Quem levava a culpa? Marquinhos. Quem passou a ser o bode expiatório da turma? Marquinhos. Para onde iam as reclamações? Para os pais de Marquinhos. Quando estes procuraram ajuda profissional, a autoestima do menino já se encontrava no fundo do poço.

→ Vítima agressora

Ela faz valer os velhos ditos populares "Bateu, levou" ou "Tudo o que vem tem volta". Ela reproduz os maus-tratos sofridos como forma de compensação. Ou seja, ela procura outra vítima, ainda mais frágil e vulnerável, com o propósito de descontar todas as agressões sofridas. Isso aciona um efeito cascata ou de círculo vicioso, que transforma o bullying em um problema de difícil controle e que ganha proporções infelizes de epidemia mundial de ameaça à saúde pública. Atente-se para o depoimento de Sérgio, dezessete anos:

> Eu estudava num colégio particular e por três anos fui zoado pelos meus colegas de turma e por outros que frequentavam a escola. Meus pais são pobres, e não tínhamos a menor condição de arcar com as mensalidades. Lembro-me da batalha da minha mãe para arrumar uma bolsa de estudos depois de andar de escola em escola, provando que eu sempre fui um aluno 100% e merecia uma chance. Quando conseguimos, parecia um sonho. Eu sempre quis ser engenheiro, e, dentro de um colégio conceituado, tudo ficaria

mais fácil. Que sonho, que nada! Estudar ali se tornou um pesadelo. Meus colegas chegavam e voltavam de carrões, com seus pais ou motoristas. Eu ficava no ponto de ônibus ou voltava a pé pra casa. Eles passavam por mim e faziam gestos obscenos, mostravam a língua ou me mandavam "uma banana". Na sala de aula, ninguém queria conversar comigo. Eles me isolavam, faziam desenhos de mendigos e escreviam meu nome embaixo. Isso rolava de mão em mão por todos os alunos da classe. Até hoje ouço aquelas gargalhadas ecoando na minha cabeça e os insultos: "Cai fora, seu pangaré! Vai procurar sua turma!". Eles se divertiam à minha custa e me evitavam como se eu tivesse uma doença contagiosa.

Até que um dia não aguentei mais; eu estava com tanta raiva que passei a agredir os garotos e as meninas de outras turmas bem mais jovens do que eu. Eu perseguia, ameaçava, fazia um montão de coisas que sei que não eram legais, mas foi a única forma que encontrei para me vingar. Quanto mais eles me maltratavam, mais eu descontava nas crianças. Certa vez, fiz uma bomba caseira bem grande e a coloquei no banheiro masculino. Não havia ninguém por lá: todos estavam em sala de aula. Acendi o fósforo e saí rapidamente, esperando o que iria acontecer. Ouvi um estrondo maior do que imaginava: uma porta estourou, e um dos vasos sanitários foi pros ares. Voltei pra ver o estrago e, afinal, até eu me assustei. O diretor e os inspetores entraram e me pegaram no flagra. Fui expulso, e meus sonhos foram por água abaixo. Eu só queria me impor, mostrar que não era um babaca qualquer.

2) Os agressores

Eles podem ser de ambos os sexos. Possuem, em sua personalidade, traços de desrespeito e maldade, e, na maioria das vezes, essas características estão associadas a um perigoso poder de liderança que, em geral, é obtido ou legitimado por meio da força física ou de intenso assédio psicológico. O agressor pode agir sozinho ou em grupo. Quando está acompanhado de seus seguidores, seu poder de destruição ganha reforço exponencial, o que amplia seu território de ação e sua capacidade de fazer novas vítimas.

Os agressores apresentam, desde muito cedo, aversão às normas, não aceitam ser contrariados ou frustrados, geralmente estão envolvidos em pequenos delitos, como furtos, roubos ou vandalismo, com destruição do patrimônio público ou privado. O desempenho escolar desses jovens costuma ser regular ou deficitário; no entanto, em hipótese alguma, isso configura uma deficiência intelectual ou de aprendizagem por parte deles. Muitos apresentam, nos estágios iniciais, rendimentos normais ou acima da média. O que lhes falta, de forma explícita, é afeto pelos outros. Essa afetividade deficitária (parcial ou total) pode ter origem em lares desestruturados ou no próprio temperamento do jovem. Nesse caso, as manifestações de desrespeito, ausência de culpa e remorso pelos atos cometidos contra os outros podem ser observadas desde muito cedo (por volta dos cinco ou seis anos). Essas ações envolvem maus-tratos a irmãos, coleguinhas, animais de estimação, empregados domésticos ou funcionários da escola.

Alberto sempre foi um menino difícil e diferente das outras crianças. Desde muito cedo, seus pais perceberam que ele era muito mais levado do que uma criança normal. Extremamente desafiador, bastava ser contrariado que partia para travessuras perigosas. Certo dia, ao ser repreendido pela mãe, não vacilou: enquanto ela estava distraída, chamou o irmão mais novo e, na frente dele, ligou a torradeira e colocou a pata do cachorrinho da família ali dentro.

Enquanto o animalzinho gemia de dor e o irmão chorava diante da cena, Alberto ria e caçoava: "Deixa de ser babaca, seu imbecil! Tá parecendo uma menininha mimada!". Seus pais gritaram com Alberto e deixaram-no de castigo no quarto pelo resto do dia. Calculadamente, o garoto desmontou um apontador de lápis e fez da lâmina uma navalha improvisada. Retalhou o colchão do irmão mais novo durante o período de castigo. Naquela época, Alberto ainda não havia completado onze anos, e essas atitudes tão requintadas eram, no mínimo, preocupantes.

Inteligente, sem dúvida, nos colégios, Alberto nunca apresentou problemas de repetência, mas era briguento, irrequieto, indisciplinado e displicente. Sentava-se no fundo da sala e contava com uma turminha que o admirava e fazia o que o mestre mandava: xingava, batia e intimidava os mais frágeis, de forma sistemática, dentro da sala de aula, no pátio ou nos corredores do colégio.

Com dezesseis anos, o adolescente já fazia arruaças nas ruas, em companhia de sua gangue, para se divertir: aterrorizava as pessoas, chutava as portas das lojas, agredia os mendigos que dormiam debaixo das marquises. Tudo isso, é claro, regado a doses de bebida e drogas.

Suas notas na escola caíram, as faltas eram constantes e os transtornos causados ali dentro eram de arrepiar qualquer um. Certo dia, disse para os pais: "Cansei de 'brincar' de estudar; não tô mais a fim". Alberto tornara-se um delinquente, e ninguém mais tinha controle sobre os seus atos.

Casos como o de Alberto são encontrados em várias escolas de todo o mundo: hoje eles caçoam dos colegas; amanhã, ateiam fogo em mendigos ou índios nas praças; e, quando mais crescidos, podemos ter uma ideia das atrocidades que serão capazes de cometer.

3) Os espectadores

São aqueles alunos que testemunham as ações dos agressores contra as vítimas, mas não tomam nenhuma atitude em relação a isso: não saem em defesa do agredido, tampouco se juntam aos agressores.

Eles podem ser classificados em três grupos distintos:

→ Espectadores passivos

Em geral, assumem essa postura por medo absoluto de se tornarem a próxima vítima. Recebem ameaças explícitas ou veladas, do tipo: "Fique na sua; caso contrário, a gente vai atrás de você". Eles não concordam e até repelem as atitudes dos bullies; no entanto, ficam de mãos atadas para tomar qualquer atitude em defesa das vítimas. Nesse grupo encontram-se aqueles que, ao presenciar cenas de violência ou que trazem embaraços aos colegas, estão propensos a sofrer consequências psíquicas, uma vez que sua estrutura psicológica também é frágil.

Luciano estudava numa escola pública no município do Rio de Janeiro. Presenciava constantemente as brigas na escola que, geralmente, eram provocadas por um grupinho de alunos grandalhões, cheios de marra e que se achavam os donos da área. Um de seus melhores amigos, Gustavo, era humilhado praticamente todos os dias na frente de outros colegas só porque usava óculos e era meio tímido. Chamavam-no de "quatro-olhos", "caladão", "esquisitão". Cada vez que Gustavo abria a boca, lá vinham as zombarias: "Aí, galera, o caladão resolveu falar, será que ele também enxerga?". Nas vezes em que Gustavo tentava escapar, era agarrado pelas roupas, e seu material escolar, atirado ao chão. Luciano presenciava tudo e era ameaçado com gestos e olhares intimidadores caso contasse alguma coisa. Sentia-se péssimo por não ter condições de defender seu melhor amigo e tampouco de contar para os professores ou mesmo para os pais. Depois de quase um ano nessa agonia, Gustavo e Luciano saíram do colégio. O primeiro ainda tem esperanças de encontrar outra escola, onde possa ser mais respeitado. Já Luciano, sentindo-se responsável pelos constrangimentos sofridos pelo amigo, adoeceu e hoje sofre de fobia escolar. Só de pensar em voltar a estudar, começa a passar mal e apresentar sintomas semelhantes a um ataque de pânico.

→ Espectadores ativos

Estão inclusos nesse grupo os alunos que, apesar de não participarem ativamente dos ataques contra as vítimas, manifestam apoio moral aos agressores, com risadas e palavras de incentivo. Não se envolvem diretamente, mas isso não significa, em absoluto, que deixem de se divertir com o que veem. É importante ressaltar que, misturados aos espectadores, podemos encontrar os verdadeiros articuladores dos ataques, perfeitamente camuflados de bons-moços. Eles tramam tudo e ficam apenas observando e se divertindo ao ver o circo pegar fogo.

→ Espectadores neutros

Entre eles, podemos perceber os alunos que, por uma questão sociocultural (originários de lares desestruturados ou de comunidades em que a violência faz parte do cotidiano), não demonstram sensibilidade pelas situações de bullying que presenciam. São acometidos por uma anestesia emocional, em função do próprio contexto social no qual estão inseridos.

Seja lá como for, os espectadores, em sua grande maioria, omitem-se em face dos ataques de bullying. Vale a pena salientar que a omissão, nesses casos, também se configura em uma ação imoral e/ou criminosa, tal qual a omissão de socorro diante de uma vítima de um acidente de trânsito. A omissão só faz alimentar a impunidade e contribuir para o crescimento da violência por parte de quem a pratica, ajudando a fechar a ciranda perversa dos atos de bullying.

Identificando os personagens do bullying

Segundo Dan Olweus, psicólogo norueguês e importante pesquisador sobre o assunto, pais e professores devem estar atentos a vários aspectos comportamentais das crianças e dos adolescentes, considerando os possíveis papéis que cada um deles pode desempenhar em uma situação de bullying escolar. Identificar os alunos que são vítimas, agressores ou espectadores é de suma importância para que as escolas e as famílias dos envolvidos possam elaborar estratégias e traçar ações efetivas contra o bullying. Cada personagem dessa trama apresenta um comportamento típico, tanto na escola como em seu lar.

1) As vítimas

No ambiente escolar

→ No recreio, encontram-se frequentemente isoladas do grupo ou perto de algum adulto que possa protegê-las: professor, inspetor, cantineiro etc.

→ Na sala de aula, apresentam postura retraída. Têm extrema dificuldade de perguntar algo ao professor ou de emitir sua opinião para os demais alunos. Deixam explícitas suas inseguranças e suas ansiedades.

→ Apresentam faltas frequentes às aulas, com o intuito de fugir das situações de exposição, humilhações e/ou agressões psicológicas e físicas.

→ Mostram-se comumente tristes, deprimidas ou aflitas.

→ Nos jogos ou nas atividades em grupo, sempre são as últimas a serem escolhidas.

→ Aos poucos vão se desinteressando das atividades e tarefas escolares (isso inclui perdas constantes de seus pertences, especialmente materiais didáticos).

→ Ocasionalmente, nos casos mais dramáticos, apresentam hematomas (contusões), arranhões, cortes, ferimentos, roupas danificadas ou rasgadas.

No ambiente doméstico (em casa)

→ Frequentemente se queixam de dor de cabeça, enjoo, dor de estômago, tonturas, vômitos, perda de apetite, insônia. Todos esses sintomas tendem a ser mais intensos no período que antecede o horário de as vítimas entrarem na escola.

→ Mudanças frequentes e intensas de estado de humor. Podem também apresentar explosões repentinas de irritação ou raiva.

→ Geralmente não têm amigos ou estes são bem poucos e preferem não frequentar sua casa ou compartilhar outras atividades livres. Essa situação fica evidenciada pela escassez de telefonemas, e-mails, torpedos, convites para festas, passeios, excursões e viagens com o grupo escolar.

→ Passam a gastar mais do que o habitual na cantina da escola ou em compras de objetos diversos com o intuito de presentear os outros. Ambas as atitudes são tentativas de agradar os colegas, por meio de favores materiais, para evitar as perseguições. Também podem pedir mais dinheiro aos pais e, em determinados casos, passam a furtar dinheiro ou objetos da família para presentear os colegas, inclusive seus agressores. É bom destacar que essa estratégia utilizada pelas vítimas, na tentativa de aliviar o bullying, tende a agravar o problema, pois expõe ainda mais a insegurança, a ansiedade e o receio que os agredidos sentem diante de seus algozes. Já os agressores tendem a aumentar a pressão com a clara intenção de obter mais agrados materiais de suas vítimas.

→ Começam a apresentar diversas desculpas, inclusive sintomas de doenças físicas (que podem de fato existir), com o intuito de faltar às aulas. É interessante salientar que o estresse vivenciado pelas vítimas de bullying ocasiona baixa imunidade fisiológica, debilitando o organismo como um todo e predispondo-o a várias enfermidades.

→ Apresentam-se irritadas, ansiosas, tristes ou deprimidas, sonolentas durante o dia e com ar de infelicidade permanente. Além disso, podem apresentar aumento ou redução acentuados do apetite.

→ Tornam-se descuidadas com tudo o que esteja relacionado aos afazeres escolares.

2) Os agressores (bullies)

No ambiente escolar

→ Começam com brincadeirinhas de mau gosto, que rapidamente evoluem para gozações, risos provocativos, hostis e desdenhosos.

→ Colocam apelidos pejorativos e humilhantes, com explícito propósito maldoso.

→ Insultam, difamam, ameaçam, constrangem e menosprezam alguns alunos.

→ Fazem ameaças diretas ou indiretas, dão ordens, dominam e subjugam seus pares.

→ Perturbam e intimidam, utilizando-se de empurrões, socos, pontapés, tapas, beliscões, puxadas de cabelos ou de roupas.

→ Estão sempre se envolvendo, de forma direta ou velada, em desentendimentos e discussões entre alunos ou entre alunos e professores.

→ Apresentam comportamento de desrespeito a figuras de autoridade (professores, supervisores e diretores) e a regras estabelecidas.

→ Pegam materiais escolares, dinheiro, lanches e quaisquer pertences de outros estudantes, sem consentimento ou até mesmo sob coação.

No ambiente doméstico

→ Apresentam, habitualmente, atitudes hostis, desafiadoras e agressivas com relação aos pais, irmãos e empregados. Chegam a usar a tática de aterrorizá-los para mostrar "autoridade sobre eles".

→ Não respeitam hierarquias, como a diferença de idade ou de força física entre seus familiares.

→ Mostram-se bastante hábeis em manipular as pessoas para se safar das confusões em que se envolvem. Mentem sem nenhum constrangimento e de forma convincente quando questionados sobre suas atitudes hostis.

→ Muitos adotam maneiras arrogantes de se vestir e se portar, o que lhes confere superioridade perante familiares e colegas. Também é bastante comum voltarem para casa com as roupas amarrotadas, o que demonstra envolvimento em brigas ou confrontos físicos.

→ Aparecem com objetos que não possuíam ou dinheiro extra, sem dar nenhuma justificativa plausível para sua origem.

➔ Muitos bullies se portam em casa como se nada de errado estivesse acontecendo, além de contestarem todas as observações negativas que os pais recebem por parte da escola, dos irmãos ou dos empregados domésticos.

É preciso considerar também a possibilidade de o agressor ser portador do *transtorno desafiador opositivo*. Crianças e adolescentes com tal transtorno são mais do que simplesmente rebeldes ou problemáticos: eles apresentam um padrão persistente das condutas listadas acima. Nesse caso, são necessários uma avaliação psiquiátrica para o diagnóstico correto, tratamento adequado e muita dedicação e persistência por parte de todos os envolvidos para que esses jovens mantenham um comportamento social minimamente aceitável.

Por outro lado, os agressores com traços genuinamente perversos ou maus por natureza apresentam um problema bem mais grave denominado *transtorno da conduta* e podem ser identificados, ainda precocemente, por meio de um histórico de vida repleto de comportamentos como os exemplificados a seguir:

➔ Mentiras constantes, em diversos ambientes e situações.

➔ Crueldade com animais, irmãos e coleguinhas.

➔ Comportamento desafiador diante das figuras de autoridade, como pais e professores.

➔ Falta de responsabilidade.

➔ Acessos de fúria quando frustrados ou contrariados, muitas vezes com revides.

➔ Insensibilidade, ausência de culpa ou remorso.

➔ Falta de constrangimento, quando pegos em flagrante.

➔ Fugas de casa ou da escola.

➜ Violação de regras de forma ampla, mesmo cientes de que estão errados e sujeitos a sanções.

➜ Participação em fraudes (falsificação de documentos), roubos ou furtos.

➜ Uso precoce de drogas.

➜ Sexualidade precoce e exacerbada, podendo chegar a atos extremos, como violentar crianças ou adolescentes mais frágeis.

➜ Atos de vandalismo, com destruição do patrimônio público e alheio.

➜ Nítida tendência a manipular fatos e pessoas para se livrar das responsabilidades de seus atos, isto é, costumam dizer que são sempre inocentes ou que a culpa é do outro.

➜ Histórico de homicídio.

O termo *transtorno da conduta* é utilizado para jovens de até dezoito anos que expressam, de forma consistente, as características comportamentais relacionadas acima e que, em alguns casos, se tornarão os psicopatas da vida adulta.[2] Especialmente para tais crianças ou adolescentes, é necessário um plano de educação (familiar e escolar) que não permita jamais que estejam no controle da situação. Precisamos ter em mente que o *transtorno da conduta* (também conhecido como delinquência) não é algo passageiro, mas um transtorno grave, de difícil controle, caracterizado por um padrão repetitivo e persistente de condutas antissociais. Para os jovens com esse perfil, regras e limites muito claros devem ser estabelecidos e fiscalizados a fim de evitar comportamentos manipuladores e violação das normas sociais. Se os acordos forem quebrados, as consequên-

---

2. Tema do livro *Mentes perigosas: o psicopata mora ao lado.*

cias previamente determinadas devem ser aplicadas sem nenhuma margem de tolerância.

3) Os espectadores

Os espectadores não costumam ter um comportamento tão marcante. A identificação deles depende de observação mais frequente e cuidadosa, pois seu comportamento não tende a apresentar sinais explícitos que denunciem a situação vivenciada.

Tendem, em ambos os ambientes (na escola e no lar), a se manter calados sobre o que sabem ou presenciam. Os mais ansiosos ou sensíveis contam casos e histórias de bullying, mas negam que sejam reflexo de sua vivência escolar. Quando indagados, disfarçam, citando cenas de filmes, novelas, seriados ou histórias da internet como a origem principal de seus comentários.

Talvez o maior desafio na identificação dos atores dessa triste peça chamada bullying seja distinguir os agressores que podem ser dissuadidos desse papel e transformados em guerreiros contra a violência escolar daqueles que já exibem, desde muito cedo, uma natureza desprovida de afetividade. Perceber essa diferença é o mesmo que separar o joio do trigo.

Dessa forma, torna-se possível elaborar estratégias escolares e sociais para ajudar a recuperar os jovens que se comportam de maneira agressiva e violenta em função de circunstâncias desfavoráveis nas quais estejam envolvidos (lares desestruturados, doenças familiares graves, pais excessivamente permissivos etc.). Tais jovens, mesmo com atitudes erradas, merecem nossa ajuda e precisam dela, pois eles sofrem com seus atos e suas respectivas consequências. É justamente o sentimento de culpa, remorso ou arrependimento diante de suas ações que nos dá a plena certeza de que se trata de comportamentos apenas transitórios. Sua essência tende a ser boa, e eles podem estar à espera de alguém que os resgate de maneira adequada.

De qualquer forma, tanto em situações em que o comportamento desrespeitoso é passageiro ou tratável quanto naquelas em que as condutas juvenis apontam para uma índole verdadeiramente má, jamais podemos perder de vista que tolerar o intolerável e justificar o injustificável são posturas de extremo desrespeito para com a maioria da humanidade que batalha todos os dias por um mundo melhor e menos violento.

*Auxiliar e conduzir as novas
gerações na construção futura de
uma humanidade mais justa e
menos violenta são um imperativo
categórico de que todos nós
deveríamos nos incumbir.*

3
A JUVENTUDE NOS TEMPOS MODERNOS: UM PANORAMA
Conflito de gerações em tempos velozes

Antes de tudo, é fundamental compreendermos que toda ação educativa é sempre complexa e exige que atentemos para vários fatores. Sendo assim, ela não é influenciada somente pelos comportamentos individuais de quem a exerce – em especial, os pais e os professores; os aspectos culturais e sociais também atuam profundamente no processo educativo e sobre a base biopsicológica de cada indivíduo.

Cabe à sociedade, dentro desse contexto, transmitir às novas gerações valores e modelos educacionais nos quais os jovens possam pautar sua caminhada rumo à vida adulta de cidadãos éticos e responsáveis. No entanto, não podemos nos esquecer de que vivemos numa época na qual as mudanças ocorrem em ritmo, no mínimo, acelerado. Assim, tais referências se tornam rapidamente ultrapassadas para orientar a vida dos adolescentes que vivem em uma realidade contemporânea em contínua transformação. São os "tempos líquidos" (como costuma afirmar o sociólogo polonês Zygmunt Bauman), nos quais os fatos e as ideias se processam de forma tão veloz que tudo parece escorrer por entre nossos dedos.

As referências e os valores que guiam os comportamentos individuais e, consequentemente, as ações educativas dos adultos para com os jovens entram em crise com frequência porque também estão em crise os sistemas sociais, culturais, econômicos e familiares que reproduzem a visão de mundo refletida por esses sistemas. Com isso, as novas gerações muitas vezes se ressentem de uma base sólida e segura sobre a qual possam se estruturar de forma gradual e, até mesmo, modificar suas próprias referências.

Dentro do universo de valores do passado, as escolhas eram mais claras e restritas. Os modelos ideológicos eram mais rígidos e menos democráticos, porém mais explícitos e determinados. Dessa maneira, a educação, de forma geral, era bem mais facilitada para os adultos que tinham que exercer o papel de educador.

A adolescência de então se resumia a um curto período de tempo compreendido entre a infância e a idade adulta. Hoje vemos jovens adultos de 25 a 30 anos com uma adolescência estendida, morando com os pais e apresentando dependência deles tanto no âmbito emocional quanto no financeiro. Sendo assim, até pouco tempo atrás, essa transição vital entre a infância e a vida adulta era bem mais simplificada: copiavam-se e reproduziam-se os modelos vigentes de comportamento e os estereótipos socioculturais da época.

A partir da década de 1940, tudo começou a mudar. A Segunda Guerra Mundial (1939-1945) equivaleu a parênteses traumáticos na história da humanidade. Ela deu início ao embate ideológico e político que dominou os anos 1950. A Guerra Fria e a explosão econômica surgidas no período pós-guerra moldaram o capitalismo como o conhecemos hoje. Nesse contexto, diferentes modelos culturais surgiram – entre eles, alguns ligados à diferenciação e à contraposição de classes sociais. Isso influenciou a mentalidade, as escolhas sociais e as questões ligadas à educação no seio de muitas famílias. Originalmente patriarcal e rural, a família se transformou em nuclear, composta de pai, mãe e filhos, e passou a viver nas cidades. Nessa fase, a cultura geral e difundida era a de um conformismo social e certo moralismo para com os jovens.

Com o movimento político, cultural e social de 1968, antigas concepções foram literalmente colocadas de cabeça para baixo, e as gerações entraram em um confronto jamais visto anteriormente. Os jovens daquela época tornaram-se os protagonistas nas relações sociais, na política e no mundo profissional. Os conflitos de classes sociais foram em parte flexibilizados. No entanto, os conflitos de gerações se exacerbaram de forma significativa. A juventude das décadas de 1960 e 1970 propunha, de forma idealizada, um mundo diferente: mais livre, igualitário, contestador e quase fantasioso.

A maioria absoluta desses sonhos coletivos desmoronou, e uma realidade ainda mais complexa se apresentou – por isso mesmo, mais difícil de ser mudada. Os jovens de hoje são filhos ou netos dos que viveram, ativa ou passivamente, aqueles anos rebeldes e revolucionários e os demais anos que se seguiram.

Na década de 1980, houve um forte retorno ao individualismo e uma corrida frenética rumo ao consumismo – tudo em nome do tal bem-estar econômico. Os maiores representantes dessa época foram os *yuppies*, jovens carreiristas, repletos de símbolos de status "grifados", como relógios, carros esportivos, parafernálias eletrônicas e roupas caras. Esses jovens estavam, obsessivamente, empenhados em ganhar o máximo de dinheiro. Sua identidade era moldada e aferida pelo patrimônio líquido e sólido que eram capazes de produzir.

Com tantas mudanças sociais, culturais, econômicas e políticas, a educação transformou-se de forma veloz e um tanto confusa. Essas mudanças criaram, em pouco tempo, novos valores e novas referências que passaram a ser aplicados na formação educacional dos jovens de então.

Diante desse cenário, os modelos do passado entraram em desuso e, em alguns segmentos, chegaram à decadência e à extinção.

Tudo isso gerou um verdadeiro vácuo de valores, o que não se mostrou benéfico para a sociedade como um todo – em especial para as novas gerações. É claro que todas essas transformações, produzidas ao longo do tempo, criaram novos parâmetros e valores e, consequentemente, novas referências educacionais.

Seria um grande equívoco tentarmos transmitir aos jovens de hoje, de maneira mecânica, modelos e comportamentos ultrapassados que estiveram diretamente ligados a momentos sociais vivenciados por outras gerações. Muitos desses modelos não guardam mais nenhuma relação com as experiências cotidianas da atual geração e, por essa razão, estão destinados a desaparecer.

Em vez de criarmos valores totalmente diversificados e radicais, seria mais interessante realizarmos uma profunda e pragmática reflexão a fim de estruturarmos um modelo educativo que busque, ainda no passado, o que o sistema de ensino propiciou de melhor e mais eficiente, abandonando os métodos arcaicos e de respostas pouco positivas. A esses padrões antigos, porém de resultados satisfatórios, adicionaríamos o que os dias atuais nos oferecem em termos de tecnologia e técnicas didáticas mais dinâmicas que possam trazer maior eficiência ao aprendizado. Com isso, criaríamos um novo e harmônico modelo, em que passado e presente se uniriam para transformar os nossos jovens de hoje em cidadãos éticos do amanhã.

Não há como negar que vivemos tempos difíceis, em que a violência e a agressividade infantojuvenil são crescentes e ameaçam a todos nós. Seja como pais ou educadores, seja como membros de uma coletividade, de um estado ou de toda a sociedade, nenhum de nós está imune a essas circunstâncias. Direta ou indiretamente, sofremos os efeitos dessa forma de agir adotada por muitos dos nossos jovens. E, sem nenhuma dúvida, sofreremos também no futuro; afinal, esses jovens é que estarão no comando do mundo em breve. Auxiliar e conduzir as novas gerações na construção de uma humanidade futura mais atenta a seus excessos e enganos, mais justa e menos violenta, são um imperativo categórico de que todos nós deveríamos nos incumbir.

Um projeto educativo gerador de tais transformações deverá seguir paradigmas simples e comuns, que sejam capazes de revelar o valor da paz e da tolerância, bem como do respeito ao outro e, sobretudo, à vida em suas diversas manifestações.

Os pais e a permissividade na educação dos filhos

O lendário livro do médico norte-americano Benjamin Spock denominado *Meu filho, meu tesouro* vendeu, somente nos países ocidentais, mais de 40 milhões de cópias e acabou por influenciar incontáveis pediatras e pais desde os anos 1950 até os anos 1970. Para Spock, o ideal da educação era colocar em primeiro plano as necessidades da criança e do adolescente, como uma forma de resposta adequada a toda rigidez, conformismo e autoritarismo que, em tempos passados, regulavam as relações educacionais entre pais e filhos. Embora ele tenha alegado que nunca defendeu a permissividade, mas sim a necessidade de os pais serem mais afetuosos, a propagação exacerbada de suas ideias produziu uma inversão radical e abrupta nas dinâmicas educacionais da época.

As consequências desses exageros podem ser vistas nos dias atuais ao observarmos que uma grande parcela de pais age de forma excessivamente tolerante com seus filhos. São os pais do "deixa pra lá", ou que costumam passar a mão na cabeça de seus rebentos diante de comportamentos francamente transgressores. Tais pais costumam fingir que nada ocorreu, adotam uma postura de falso entendimento ou, pior que isso, censuram os filhos de maneira tão débil que suas reprimendas e orientações educacionais são praticamente ignoradas.

Os pais, em sua grande maioria, agem dessa forma sob a alegação de que não querem ferir a sensibilidade dos filhos ou para evitar desavenças familiares. Outros, ainda, assim o fazem como forma de compensar o período em que estão ausentes ou distantes dos filhos por motivos profissionais. Por essa razão, passam a ser permissivos em excesso, e as crianças ou adolescentes "pintam e bordam". O resultado dessa matemática (mais emocional do que racional) é que, desde muito cedo, as crianças se habituam a fazer tudo o que querem e impõem-se de forma autoritária e tirana perante pais sobrecarregados e exaustos. Em função do sentimento de culpa que carregam por não acompanhar a vida dos filhos como deveriam, os pais cedem praticamente a todas as vontades deles e toleram quase tudo – inclusive posturas intoleráveis.

Cria-se, assim, um ambiente familiar aparentemente harmônico, no qual a função mais importante para os pais é ser um ponto de referência material e financeiro capaz de simular uma afetividade difícil de ser exercida. Constrói-se, dessa maneira, um cenário doméstico de falsa tranquilidade e segurança. É a política do "com o tempo tudo se resolve", muito embora saibamos que tal prática não se sustenta de forma ética e saudável por muito tempo.

Na maioria das vezes, os pais não questionam suas próprias condutas, deixando de atribuir a devida importância a suas ações no trato com os filhos. Com tais posturas, os pais desqualificam totalmente o valor dos limites na educação das crianças. Eles esquecem que um embate crítico, um confronto respeitoso, um chamado às regras, podem ser os maiores atos de amor oferecidos a um filho. Quem ama não mata, não bate, não desrespeita, mas certamente educa e luta para melhorar o ser amado.

É justamente a omissão educacional dos pais em situações-chave que produz os conflitos familiares. Isso é facilmente observável em circunstâncias que envolvem comportamentos transgressores, o desrespeito às regras e aos limites estabelecidos. A indiferença dos pais equivale a uma renúncia oficial e perigosa ao papel essencial que eles deveriam exercer: o de educar os filhos. De certa forma, eles estão confundindo o ato de educar com o de fazer vontades ou presentear constantemente os filhos com coisas materiais. Educar é confrontar os filhos com as regras e os limites, além de fornecer-lhes condições para que possam aprender a tolerar e enfrentar as frustrações do cotidiano.

Quando os pais não conseguem delimitar de forma clara as fronteiras entre o que se pode e o que não se pode fazer, eles se tornam incapazes de exercer uma ação educativa eficaz. Podem até, de forma momentânea, obter um clima doméstico mais calmo e livre de conflitos diários. No entanto, isso impede o amadurecimento de seus filhos e desfavorece os relacionamentos pautados em um diálogo franco, que poderia criar indivíduos responsáveis e independentes afetiva e financeiramente.

As consequências dessa renúncia dos pais aos seus papéis de educadores são, no mínimo, desastrosas, para não dizer explosivas. Resultam em filhos egocêntricos, sem noção alguma de limites e totalmente despreparados para enfrentar os desafios e os obstáculos inerentes à própria vida. Sem contar com o pior: filhos dependentes de substâncias químicas ou envolvidos em comportamentos que lhes garantam prazer imediato e inconsequente.

Esses jovens habituam-se, desde muito cedo, a ser o centro das atenções em sua casa, onde as regras foram inexistentes, ignoradas ou flexibilizadas em excesso. De forma quase natural, eles se comportam em sociedade de acordo com esse modelo doméstico. Muitos deles não se preocupam com as regras sociais, não refletem sobre a necessidade delas no convívio coletivo e nem sequer se preocupam com as consequências que seus atos transgressores podem ocasionar aos outros, que pagam injustamente por eles.

A escola nesse contexto

As escolas mais sensíveis e atentas às mudanças globais de nosso tempo já estão procurando iniciar processos de inovação e de reforma que poderão dar conta dos novos desafios. É necessário modificar não somente a organização escolar, os conteúdos programáticos, os métodos de ensino e estudo, mas, sobretudo, a mentalidade da educação formal.

Até bem pouco tempo atrás, o aprendizado do conteúdo programático era o único valor que importava e interessava na avaliação escolar. Hoje é preciso dar destaque à escola como um ambiente no qual as relações interpessoais são fundamentais para o crescimento dos jovens, contribuindo para educá-los para a vida adulta por meio de estímulos que ultrapassem as avaliações acadêmicas tradicionais (testes e provas). Para que haja um amadurecimento adequado, os jovens necessitam que profundas transformações ocorram no ambiente escolar e familiar. Essas mudanças devem redefinir papéis, funções e expectativas de todas as partes envolvidas no contexto educacional.

O mercado de trabalho encontra-se em constante transformação, e as atividades reservadas à juventude necessitam, cada vez mais, de uma orientação escolar adequada. O ensino deverá estar voltado para uma formação permanente, que vise não só preparar nossos jovens para uma vida laboral produtiva, como também garantir atualizações contínuas, no que concerne ao desenvolvimento tecnológico de suas áreas de atuação.

No que tange à vida profissional, nossos jovens deverão estar preparados para se defrontar com realidades muito difíceis em curto e médio prazos: a diminuição progressiva e significativa dos postos fixos de trabalho; a diminuição da aposentadoria paga pelo Estado; novas formas de contrato, como empregos por tempo determinado, temporários ou por tarefas preestabelecidas.

Além disso, de forma geral, os jovens estão colocando em xeque o papel educacional da sociedade, da família e da escola. Testemunhamos diariamente a multiplicação e o aumento da intensidade dos comportamentos agressivos e transgressores na população infantojuvenil. As instituições educacionais se veem obrigadas a lidar com a prática do bullying, que, embora sempre tenha existido nas escolas de todo o mundo, hoje ganha dimensões muito mais graves. Tal fato expõe não somente a intolerância às diferenças, como também dissemina os mais diversos preconceitos e a covardia nas relações interpessoais dentro e fora dos muros escolares.

O poder de influência dos amigos e dos grupos nos adolescentes

Individualmente, os jovens refletem, no dia a dia, a cultura na qual estão inseridos. Eles apresentam um comportamento repleto de elementos infantis, egocêntricos e transgressivos, marcado por uma busca contínua e desenfreada de compensações e gratificações imediatas. E, como dito anteriormente, nesse cenário cultural encontramos também muitos jovens com uma adolescência dilatada no tempo, que inclui indivíduos de até trinta anos que não conseguiram apresentar comportamento e mentalidade compatíveis com sua fase evolutiva. São adultos infantilizados que apresentam ações e reações carregadas de aspectos hedonistas (de prazer individual e imediato) e narcisistas, que se contrapõem de forma explícita a um universo adulto, no qual obrigações, deveres e responsabilidades devem estar em harmonia com os direitos individuais e coletivos.

Por outro lado, no que tange às relações interpessoais, a juventude de hoje apresenta aspectos que devem ser observados com maior atenção. Os amigos ou o grupo de amigos possuem um poder de influência sobre cada jovem significativamente superior ao das gerações anteriores. Isso representa um grande desafio para os adultos envolvidos no processo de educação desses jovens. Educadores formais e familiares precisam estar aptos para entender as motivações que levam à formação desses grupos de amigos, bem como os caminhos pelos quais eles exercem influências tão poderosas na mente e no comportamento dos adolescentes.

Pais e professores não podem esquecer que, no grupo de colegas e amigos de seus filhos e alunos, existem fortes rivais que podem influenciar, de forma positiva ou negativa, toda a sua estrutura emocional. Por essa razão, é preciso ter flexibilidade e humildade para aprender o funcionamento desses grupos de indivíduos: como pensam, que linguagem utilizam, que roupas vestem, que músicas ouvem e que ideologias fazem sua cabeça. Somente assim poderemos interferir, objetivamente, nessa engrenagem tão sólida e influente que rege o comportamento de muitos adolescentes.

Jamais devemos perder de vista também que existem outros rivais que competem com pais e professores nos processos educacionais desses jovens. Entre eles estão a cultura televisiva, o universo da propaganda, da internet, das redes sociais, da música, das drogas, do consumismo e de tudo o que expressa a cultura jovem.

Em relação ao consumismo, abro aqui parênteses, uma vez que ele tem ocorrido de forma desenfreada, contribuindo intensamente para a falta de altruísmo, para o aumento do individualismo, da competitividade e influenciado negativamente os nossos conceitos de sucesso e felicidade. Sem dúvida alguma, a tirania da inversão de valores que impera na cultura consumista tem sido um dos grandes deflagradores do bullying frente às desigualdades sociais. No âmbito escolar e na sociedade como um todo, as crianças e os jovens são avaliados pela quantidade e pelo valor daquilo que consomem. Nesse universo de superficialidades, tudo é motivo para discriminação: o bairro onde moram, o carro que os pais possuem, o que vestem, os lugares para onde viajam nas férias, o corte de cabelo... Todas essas situações refletem uma triste realidade: o que realmente tem valor são as coisas que as pessoas possuem e que lhes conferem poder e status.[1]

Nós, adultos, precisamos entender e aceitar que todos esses intrincados processos interferem diretamente no comportamento da juventude e provocam a maioria dos conflitos, não só entre as diferentes gerações, mas também entre seus pares. Negar as verdades é se alienar e abrir mão das soluções possíveis aos desafios que a vida nos impõe.

A agressividade na juventude

O aumento do comportamento agressivo entre os adolescentes é um dos fenômenos que mais preocupam e angustiam os

---

1. Tema do livro *Mentes consumistas: do consumismo à compulsão por compras.*

pais e todos que, de forma direta ou indireta, lidam ou se ocupam com os jovens. A agressividade entre eles pode se manifestar das mais diversas formas, desde pequenos conflitos verbais entre indivíduos e/ou grupos até brigas físicas e violentas geradas pelas razões mais fúteis possíveis. São visíveis os abusos e as arbitrariedades dos mais fortes em relação aos mais frágeis, por meio de intimidações psicológicas e físicas, humilhações públicas, comentários maldosos, difamações, intrigas e até as mais variadas formas de violência propriamente dita.

Todas essas modalidades de agressão podem ser percebidas desde a escola fundamental, em comportamentos que demonstram nitidamente uma predisposição individual/psicológica à intolerância e à impulsividade e se proliferam gradualmente até os ciclos escolares mais adiantados. Entre esses jovens encontramos também aqueles cujo comportamento agressivo advém de uma personalidade mais influenciável ou em função de poucos recursos socioculturais e/ou familiares para que possam exercer um autocontrole eficiente nas relações interpessoais. Essa mistura de carga explosiva costuma gerar nos mais vulneráveis sérios problemas no plano individual, interferindo de forma drástica nos seus setores vitais. Já os com tendências a serem mais hostis (com ou sem o agravante de uma condição social desfavorável) estão predispostos a um futuro sombrio, perigoso, voltado para um quadro de delinquência juvenil. Nesse momento, fica mais evidente a diferenciação entre os jovens que assumirão o papel de agressores e aqueles que serão as vítimas de toda essa violência.

Temos que considerar que comportamentos agressivos do tipo transgressor são frequentes na adolescência, afinal é nesse período da vida que nos lançamos no mundo em busca de nossa identidade. A adolescência pressupõe riscos, aventuras, inquietações, angústias, descobertas, irresponsabilidades pontuais, insensatez, paixões, emoções exacerbadas etc. Na maior parte das vezes, todas essas manifestações não são fruto de patologias de fundo psíquico individual ou sociofamiliar (apesar de grande parte das pessoas achar o contrário); elas são, na maioria absoluta dos casos, manifestações exageradas, ainda que disfuncionais e socialmente pouco aceitáveis, de jovens lançando-se na busca de sua própria identidade. Em última instância, são as formas tortas e ineficazes de demonstrarem que existem e que valem alguma coisa para seus colegas, amigos, familiares e também para a sociedade.

Nesse contexto de dúvidas, incertezas e agressividade, o grupo vem a ser o lugar privilegiado do reconhecimento individual e, por isso, objeto afetivo de enorme relevância. É no grupo que o sentimento de vínculo do adolescente encontra canal para se expressar na forma de linguagem verbal, física e comportamental. Por essa razão, o adolescente costuma revidar de modo quase passional qualquer análise crítica que envolva seu grupo.

Felizmente, na maior parte das vezes, a agressividade entre os adolescentes restringe-se a situações transitórias. Apenas uma parcela com menor repertório educativo-cultural ou com predisposição a algum transtorno psíquico ou de personalidade tem como destino uma realidade mais arriscada e perigosa – realidade essa desprovida de todos os limites pessoais e sociais, onde imperam o desrespeito, a irresponsabilidade e a violência.

Adolescentes que não apresentam agressividade

Se, de um lado, existem jovens que têm um comportamento muito agressivo e sérias dificuldades de adaptação às regras sociais, de outro há, também, aqueles que tendem a não se mostrar socialmente. Do ponto de vista psicológico, esses adolescentes possuem uma nítida tendência à introspecção; são personalidades inseguras, angustiadas e quase desprovidas de autoestima.

Para eles, a vida social pode representar um verdadeiro martírio. Mostram excessiva passividade frente aos obstáculos, possuem poucas habilidades sociais e comunicativas e, principalmente, não exibem nenhum tipo de ação agressiva, mesmo quando tal atitude seria cabível, como diante de uma tarefa difícil, um desafio ou o domínio de situações ameaçadoras.

Por conta da incapacidade de reagir perante atos de agressividade verbal e física, esses jovens frequentemente são vítimas da arbitrariedade dos colegas da escola e da incompreensão familiar. Dentro do contexto, eles costumam canalizar, de forma autodestrutiva, toda a sua agressividade, tanto a naturalmente produzida no seu interior (necessária para a sua autoafirmação e para o enfrentamento da vida) quanto a que lhe é imposta pela agressão de terceiros. O resultado final dessa triste história costuma ser quadros de isolamento, adoecimento psíquico e, dependendo da predisposição biopsicológica de cada indivíduo, até quadros psicóticos, de suicídio e homicídio.

A intervenção dos adultos

Cabe aos adultos desenvolver um olhar mais atento para todas as atitudes desses jovens que manifestam um comportamento defensivo em relação às dificuldades psicológicas vividas no dia a dia. Tanto os adolescentes que se expressam de forma reativa (com frequentes atitudes agressivas) quanto os que agem passivamente (com comportamentos submissos) apresentam problemas disfuncionais, que podem gerar sofrimentos para si mesmos ou para os que fazem parte de seu círculo de convivência.

As ferramentas que os adultos devem utilizar para intervir, evitando as consequências mais dramáticas nessa difícil fase de transição para a vida adulta, são:

→ o estímulo ao diálogo

→ a escuta atenta e empática

→ a construção de vínculos afetivos fortes

→ o desenvolvimento de uma reflexão crítica

→ o incentivo à participação familiar e escolar

→ a orientação para a responsabilização por si mesmos e pelos outros

→ a criação e a implementação de regras

→ o estabelecimento precoce (desde os primeiros anos de vida) de limites muito bem definidos

Somente de posse e domínio de todo o conhecimento que envolva a engrenagem juvenil é que poderemos ser capazes de auxiliá-los no árduo e fascinante processo de construir um adulto ético e solidário. Este, antes de ser cidadão de um determinado país ou estado, deve ser um cidadão da humanidade e do nosso planeta.

É possível, sim, vislumbrar um mundo melhor no futuro, repleto de gentilezas e de satisfações nas relações humanas. E isso pode começar agora, por mim, por você, por uma legião, colocando abaixo os muros da ignorância, da estupidez, da falta de escrúpulos, que nos sufocam em nosso lar, em nossa escola, em todos os segmentos sociais.

Pais e professores costumam ter nas mãos a varinha de condão que aciona o poder da resiliência adormecida em cada ser humano. A observação atenta, a compreensão e o estímulo são capazes de despertar talentos inatos e fazer prosperá-los com ajuda e apoio adequados.

4
OS DIVERSOS COMPORTAMENTOS FRENTE AO BULLYING
Quem adoece e quem supera

Cada um de nós possui uma personalidade, e são os traços dela que definem, em grande parte, nossos interesses, gostos, aversões, reações perante os acontecimentos da vida e, sobretudo, o modo como nos relacionamos com as demais pessoas. Afinal de contas, os seres humanos são criaturas sociais. Só vivenciamos a plenitude de nossa humanidade quando estabelecemos ligações qualitativas com nossos semelhantes e com as diversas manifestações da vida ao redor. São essas relações e os compromissos advindos delas que dão sentido à vida.

A personalidade resulta da interação do temperamento com a grande variedade de situações que vivenciamos ao longo do tempo. O temperamento diz respeito aos traços biológicos que herdamos (material genético) de nossos familiares. Já a nossa história psicológica é formada por uma gama de comportamentos e sentimentos que desenvolvemos como resposta às diversas circunstâncias da vida (caráter).

Quando falamos da parte biológica da personalidade, estamos nos referindo ao cérebro e à sua infinita complexidade. A biologia do cérebro inclui toda a sua bioquímica (especialmente seus neurotransmissores),[1] sua geografia (os microambientes e áreas com funcionamentos diferenciados) e também sua temporalidade, ou

---

1. Substâncias produzidas no cérebro cuja função é transmitir e interconectar as informações entre os neurônios.

seja, a velocidade com que as diversas regiões do cérebro trocam informações entre si. Toda essa estrutura possibilita a produção de respostas funcionais a tratamentos psicológicos ou medicamentosos.

Uma das maiores verdades da neurociência é que a biologia cerebral não nasce pronta. O que herdamos e manifestamos desde a mais tenra idade é uma predisposição para desenvolvermos determinados padrões de pensamento e de comportamento. Em outras palavras: o pensar e o agir de cada indivíduo não estão previamente moldados em seus circuitos neuronais. De acordo com as vivências, o cérebro reage ao ambiente externo e, nessa interação cérebro-meio ambiente, toda a sua biologia pode ser alterada de forma positiva ou negativa.

As nossas relações interpessoais, em especial, são as que mais influenciam a biologia cerebral. Quanto mais estreitas forem essas relações, maior será o poder de influência sobre todo o metabolismo neuronal.

A palavra afeto vem de "afetar", de modificar por meio das emoções e dos sentimentos. Assim, um trauma psicológico é capaz de deixar cicatrizes não só na alma, mas também em nosso cérebro. Da mesma forma, situações positivas ou posturas transcendentes perante as mazelas vitais podem tatuar nosso cérebro com força e determinação, capazes de transformar as fragilidades de uma fase da vida em diferenças vitoriosas no futuro.

Hoje sabemos que não existe um cérebro perfeito, pelo menos no sentido de ter todas as suas partes e seus sistemas funcionando no mesmo patamar de eficiência e produtividade. Essa perfeição cerebral parece ser uma impossibilidade lógica, biológica e psicológica. Na realidade, inexiste um ser humano que seja somente virtudes morais e/ou genialidades intelectuais. O que costumamos observar é que uma pessoa com talento excepcional numa determinada área não nos parece ser tão boa em outras esferas. Um gênio em física, por exemplo, pode apresentar limitações evidentes em suas habilidades sociais. Já um talento na área de comunicação (publicidade/marketing) tenderá a mostrar desempenhos menos significativos em matemática ou biologia.

Por isso, ninguém pode ser considerado melhor que o outro. Antes de apontar ou mesmo rejeitar algum aspecto fora do padrão de uma pessoa, temos que lembrar que, em termos cerebrais, cada um de nós possui fraquezas relativas. Uma diferença cerebral que nos enfraquece ou nos incapacita num campo pode dotar-nos de grande capacidade em outro.

É possível afirmar, então, que o nosso cérebro, além de ser a mais complexa e deslumbrante estrutura humana, é também o atestado vivo de que o preconceito e a intolerância com as diferenças são, sobretudo, uma estupidez científica, um atraso na nossa evolução como espécie, uma vez que esta só pode obter sucesso quando há solidariedade e colaboração entre todos os seres humanos.

Por esse ponto de vista, o bullying se torna um comportamento inaceitável sob diversos aspectos: sociais, culturais, morais, éticos, científicos e evolucionistas.

As reações individuais das vítimas de bullying

Como visto, não existe um ser humano igual ao outro. Cada um possui uma biologia própria, assim como suas próprias vivências psicológicas. Cada pessoa é um ser humano especial, com suas aptidões e dificuldades. E, em função disso, podemos observar diversos comportamentos frente ao bullying sofrido:

→ Algumas vítimas buscam ajuda em profissionais da área de saúde mental, visando adquirir habilidades específicas no trato com o outro. Essas habilidades incluem uma postura mais assertiva diante das provocações, na resolução de conflitos, bem como a melhoria da autoestima e a autossuperação dos medos perante o estabelecimento de novas relações interpessoais.

→ Muitos revelam um traço de personalidade de que, até então, não tinham consciência: a capacidade de serem *resilientes*. Em termos de comportamento humano, a resiliência pode ser entendida como a capacidade que um indivíduo possui de transmutar sofrimento, dor, rancor, mágoa ou raiva em aprendizado. Este, por sua vez, é capaz de gerar soluções que o fazem superar problemas e traumas surgidos pelas agressões do bullying. A célebre frase do filósofo alemão Friedrich Nietzsche define bem essa capacidade de resiliência de alguns indivíduos: "Aquilo que não me mata só me fortalece".

→ Encontramos, ainda, aqueles jovens que carregam consigo os traumas da vitimização para a vida adulta. Eles se tornam adultos ansiosos, inseguros, depressivos ou mesmo agressivos. Tendem a reproduzir, em seus relacionamentos profissionais e/ou familiares, a violência que sofreram no ambiente escolar.

→ Uma parcela de crianças e adolescentes também pode desenvolver transtornos psiquiátricos sérios, como pânico, depressão, bulimia, compulsão, anorexia, ansiedade generalizada, fobias, psicoses, entre outros, como visto no capítulo 1. É importante destacar que, nesses casos, o bullying se constitui em um fator desencadeante efetivo para todos esses transtornos virem à tona nos jovens que já possuíam uma personalidade com predisposição genética para tais patologias.

Um caso que ilustra o extremo de um transtorno psiquiátrico ocorreu em abril de 2007, na Virginia Tech University, nos Estados Unidos, e causou perplexidade em todo o mundo. Foi um dos piores ataques da história moderna norte-americana a uma instituição de ensino. O sul-coreano Cho Seung-Hui, de 23 anos, entrou fortemente armado na universidade e abriu fogo em dois pavilhões do campus, matando mais de trinta pessoas e suicidando-se com um tiro na cabeça. Entre as primeiras vítimas estava Emily, sua ex-namorada.

O que se pôde observar pelos noticiários da época é que o jovem era um indivíduo introvertido, calado, fechado, de poucos amigos e que já havia passado por tratamentos psiquiátricos por tentativa de suicídio. Algumas pessoas também relataram que o autor da chacina era objeto de preconceito, humilhações e intimidações por parte dos colegas, por não corresponder ao perfil dos alunos norte-americanos que frequentavam aquela escola. Portanto, a explicação para uma tragédia dessa monta pode, sim, estar no bullying sofrido por um tempo considerável.

Antes da barbárie, Seung-Hui enviou, pelo correio, um pacote com um material perturbador e violento à sede da emissora de televisão NBC, em Nova York, que posteriormente foi entregue ao FBI. Continha uma carta, fotos e vídeos em que o jovem aparece armado e com vestimentas de guerra. Em um dos trechos do manifesto, carregado de intenso ódio, o autor da chacina disse: "Vocês tiveram uma centena de bilhões de formas de evitar esse momento. Mas decidiram derramar meu sangue. Vocês me encurralaram e me deram apenas uma opção. A decisão foi sua. Agora vocês têm sangue nas mãos e nunca vão conseguir lavá-lo. Vocês destruíram o meu coração, violentaram a minha alma, queimaram a minha consciência. Vocês pensaram que era a vida de um menino patético que extinguiam. Graças a vocês, eu morro como Jesus Cristo, para inspirar gerações de pessoas fracas e indefesas".

Em outros trechos, o jovem também questiona: "Vocês sabem o que se sente quando cospem no seu rosto e lixo é empurrado garganta abaixo? Vocês sabem qual é a sensação de cavar a própria sepultura? (...) Vocês sabem o que é ser humilhado e empalado numa cruz? E ser deixado sangrando para a sua diversão? Vocês nunca sentiram uma pitada de dor em sua vida inteira". Ele conclui assim: "Vocês tiveram tudo o que desejavam. Seus Mercedes não eram o bastante, seus pirralhos. Seus colares de ouro não eram o bastante, seus esnobes. Seus fundos de herdeiros não eram o bastante. Sua vodca e seu conhaque não eram o bastante. Todas as suas devassidões não foram o bastante. Não eram suficientes para preencher suas necessidades hedonistas. Vocês tiveram tudo".

Por esse manifesto, divulgado pela NBC, tem-se uma noção das humilhações muito severas sofridas pelo jovem na Virginia Tech, o que pode ter aberto um quadro de esquizofrenia ou psicose. Ou seja, elas deflagraram aquilo que popularmente é conhecido como loucura, doença que se caracteriza por delírios e alucinações e que, dependendo da gravidade, pode levar a homicídios (pois a pessoa se sente perseguida o tempo todo) e a suicídio, na tentativa de pôr fim ao seu sofrimento.

Há relatos de que Seung-Hui já vinha apresentando um comportamento estranho, "perturbado", que levou a encaminhamentos psicológicos no próprio campus. Também consta que ele andou perseguindo duas jovens e que ainda escreveu alguns bilhetes em que protestava contra "os garotos ricos", as "libertinagens" e os "charlatões dissimulados" da universidade.

Deixo claro que, sob nenhuma hipótese, estou defendendo as atitudes de Cho Seung-Hui. No entanto, não podemos fazer vista grossa a ponto de achar que essa tragédia só teve um responsável. Uma pessoa com predisposição genética a quadros de psicose e que seja submetida a situações de estresse constante (como no bullying, por exemplo) não é capaz de suportar. Isto é, a partir dos assédios morais sofridos, uma doença mental que ainda estava latente (adormecida) passa a gritar furiosamente, com distorções dramáticas da realidade.

Seung-Hui comparou-se a um mártir (Jesus Cristo) e admitiu sentir-se vítima da intolerância das pessoas. Culpou os Estados Unidos por suas atitudes e idolatrou os dois assassinos de Columbine, que agiram de modo muito semelhante em 1999. O jovem, de forma infeliz, encontrou uma maneira de não morrer fracassado, como o fizeram se sentir. Seu objetivo era se tornar uma celebridade, um herói, obter grande projeção e cumprir o sonho norte-americano: fazer parte de uma história que o mundo jamais esquecerá.[2]

→ Não posso deixar de citar, ainda, os casos de crianças e adolescentes que apresentam quadro clínico compatível com transtornos do espectro autista. Alunos com autismo, em seus diversos níveis de gravidade, costumam ser alvos fáceis dos atos covardes dos agressores sem que tenham a mínima condição de defesa. Além do mais, eles sofrem uma significativa piora nos sintomas físicos e/ou psicológicos em função das agressões. Por apresentarem dificuldades de interações sociais, eles também não conseguem relatar espontaneamente aos pais ou professores que estão sendo vítimas de bullying. É essencial que as pessoas diretamente envolvidas nos processos educacionais de crianças com autismo (pais, cuidadores, professores etc.) observem atentamente sua rotina e procurem ajudá-las a expressar como foi o seu dia na escola.[3]

---

2. Fontes: jornal *O Globo* online, <www.oglobo.com.br>, entre 16 e 19 de abril de 2007, e portal G1, <www.g1.com.br>, entre 16 e 22 de abril de 2007.
3. Tema do livro *Mundo singular: entenda o autismo*.

A escola como uma microssociedade

A comunidade escolar tende a reproduzir, em maior ou menor escala, a sociedade como um todo. A hierarquia escolar compreende os diretores, supervisores, orientadores, professores, inspetores e funcionários que cuidam do espaço físico e de toda a engrenagem funcional e administrativa da instituição. Dentro dessa esfera, todos devem exercer seus papéis de forma eficiente e solidária, para que os alunos possam aprender e praticar todo o conhecimento de que precisarão na caminhada rumo à vida adulta.

No sistema escolar, encontramos outro micromundo, uma subdivisão denominada universo dos estudantes. Infelizmente, em grande parte das escolas, sejam elas públicas ou particulares, deparamo-nos com uma hierarquia que quase reproduz os sistemas de castas das sociedades mais desiguais. No mundo dos estudantes, três classes costumam se distinguir de forma bem marcada: os populares, os neutros e os excluídos.

Os populares correspondem aos jovens que possuem um conjunto de qualidades previamente estabelecidas pela sociedade e pelo grupo escolar, conferindo-lhes grande poder de influência sobre a maior parte dos estudantes. Entre os meninos populares estão aqueles com boa aparência física, habilidades para esportes e corpo atlético que, além de lhes conceder a beleza-padrão, permite que imponham seus desejos por meio de força física. Meninos populares estão sempre acompanhados por sua galera e são conhecidos por suas fartas conquistas amorosas. Já as meninas populares, em geral, são as que se enquadram nos padrões de beleza difundidos pela cultura do momento, vestem roupas da moda, relacionam-se bem com os meninos populares e, de certa forma, são protegidas por eles.

Os neutros correspondem às meninas e aos meninos que, por medo ou estratégia social, tentam se relacionar bem com os populares, mas não fazem parte da rede íntima deles. Em geral, evitam os excluídos para não desagradar os populares.

Os excluídos são aqueles que, de alguma forma, fogem ao padrão considerado legal ou, pelo menos, aceitável pela comunidade escolar. Os excluídos são os "diferentes", aqueles que pensam, comportam-se ou vestem-se de forma não usual. Por conta disso, são eles os alvos prediletos dos praticantes de bullying. Não estou afirmando que todos os populares são agressores dentro do fenômeno bullying, mas a probabilidade de que um popular se torne um agressor é mais comum do que se possa imaginar. Isso porque a influência que exerce sobre a maioria da turma lhe facilita a prática negativa desse poder.

Já aos excluídos cabe, quase automaticamente, exercer o papel de vítimas nesse cenário trágico do bullying escolar. Aqui entra uma questão, no mínimo, intrigante: ser diferente é sempre algo negativo? Definitivamente não! Ser diferente pode representar um papel difícil de ser exercido em uma sociedade que estimula e prega a massificação dos modos de vestir, agir e pensar. Por questões meramente financeiras, políticas e culturais, nossos jovens são facilmente manipulados para consumir roupas de grife, alimentos tóxicos, músicas de baixa qualidade e ideias repletas de preconceito e intolerância em relação àqueles que não se encaixam nesse perfil. No entanto, nada disso invalida a capacidade e o talento que um "diferente" possa ter em qualquer lugar do mundo, tampouco justifica as atitudes de exclusão sofridas.

Assim, existem dois caminhos possíveis para os excluídos quando se tornam vítimas do bullying:

1) Reação adoecedora

Como visto em várias passagens deste livro, os excluídos costumam apresentar "diferenças" visíveis na sua aparência externa ou, ainda, sinais de uma fragilidade interna, detectada pelos agressores que dela se aproveitam no exercício covarde de suas pequenas ou grandes maldades.

Em minha prática clínica, observo claramente que as crianças ou os adolescentes vítimas do bullying possuem uma personalidade extremamente afetiva, repleta de sensibilidade, empatia e senso moral em relação aos demais. No aspecto cognitivo, costumam apresentar níveis elevados de inteligência, que podem estar associados ou não a um bom desempenho escolar. Muitas vezes, concentram toda essa inteligência em alguns poucos assuntos pelos quais se sentem atraídos desde muito cedo. São, em geral, os que se interessam por desenhos, imagens, jogos eletrônicos, tecnologias, esportes individuais (natação, tênis), instrumentos musicais, literatura.

Quando um jovem com essa personalidade sofre bullying e não recebe o apoio familiar ou escolar ou o incentivo para desenvolver seus talentos numa ação conjunta para salvaguardar a sua autoestima e despertar o seu poder de resiliência, dificilmente conseguirá acionar mecanismos de defesa positivos que o levem à superação dos obstáculos. Nesses casos, a probabilidade de que ele adoeça é enorme. A internalização dos sentimentos negativos gerados pela rejeição explícita da prática cruel do bullying se manifestará em forma de adoecimentos psíquicos (já mencionados anteriormente) cujas consequências podem levar a uma vida adulta caótica e sofrível.

2) Reações transcendentes

Por outro lado, vemos que muitas vítimas do bullying são capazes de transformar dor, mágoas e sofrimentos em superação e transcendência: são os excluídos resilientes. Muitos deles farão história em sua comunidade, em seu país e até na sociedade como um todo.

Não existe sucesso ou qualquer outra realização material ou profissional que apague o sofrimento vivenciado por uma criança ou um adolescente afetado pela violência do bullying. Todos carregam consigo a cicatriz dessa triste experiência, e a marca tende a ser mais intensa quanto mais cedo ocorre e por quanto mais tempo persiste.

Então, como é possível explicar o percentual significativo de profissionais considerados notáveis em seu ofício e que trazem em sua história pessoal momentos marcados pela violência injustificável de atos de bullying?

Quando nos deparamos com pessoas cuja história de êxito é inquestionável, constatamos a presença de uma combinação de talento e preparação. O talento, muitas vezes inato, é realmente algo muito precioso para qualquer ser humano. No entanto, os psicólogos que estudam as personalidades de desempenho excepcional observam que, mais do que talento, o fato decisivo em sua trajetória é a preparação. O tempo de exercício de um talento é fundamental para uma carreira extraordinária.

Aristóteles, filósofo grego de 400 a.C., afirmou: "Somos o que fazemos repetidamente. A excelência, portanto, não é um feito, mas um hábito". Albert Einstein, de forma intuitiva, também constatava isso em meados do século passado ao dizer: "A genialidade é 10% de talento e 90% de transpiração".

No início da década de 1990, o psicólogo K. Anders Ericsson[4] e colaboradores realizaram um estudo com três grupos de violinistas, todos da mesma instituição – a Academia de Música de Berlim, considerada uma escola de excelência no campo

---

4. Professor de psicologia da Florida State University.

musical. O primeiro grupo era composto de alunos com potencial para se tornarem solistas de nível internacional. O segundo incluía os alunos considerados muito bons. No terceiro grupo estavam os estudantes que dificilmente chegariam a tocar como profissionais, mas que tinham conhecimento e talento suficientes para se tornarem ótimos professores de música. Todos, sem exceção, possuíam habilidades excepcionais para a música, uma vez que foram capazes de ingressar numa instituição exigente como aquela.

Ericsson constatou que todos os violinistas começaram a tocar mais ou menos com a mesma faixa etária, em torno dos cinco anos. No entanto, por volta dos vinte anos, os músicos excepcionais (grupo um) haviam totalizado, ao longo dos seus estudos, cerca de 10 mil horas de treinamento; os muito bons (grupo dois), cerca de 8 mil horas; e os futuros professores de música, algo em torno de 4 mil horas.

Diversos estudos feitos por pesquisadores especializados em talento e desempenho apontam para as 10 mil horas como um número de excelência na formação de expertises. Segundo o neurologista norte-americano Daniel Levitin, tudo indica que as tais 10 mil horas são o tempo mínimo de que o cérebro necessita para assimilar toda a informação e o conhecimento necessário para atingir a inquestionável destreza em uma determinada área de talento específico. Outros estudos também foram realizados com compositores, escritores, jogadores de xadrez, tenistas, jogadores de basquete, ginastas, cirurgiões, gênios da ciência ou da física. Seja quem for e no que for, o número mágico das 10 mil horas sempre ressurge.

Dez mil horas equivalem à média de três horas por dia ou vinte horas por semana de treinamento durante dez anos. Michael Howe, psicólogo e autor do livro *Genius Explained* (O gênio desvendado), refere-se à genialidade de Mozart da seguinte forma: "Dos concertos que só contêm música original de Mozart, o mais antigo e que agora é considerado uma obra-prima (nº 9, K. 271) só foi criado quando ele tinha 21 anos. Àquela idade, Mozart vinha compondo concertos havia dez anos".

Em suma: podemos afirmar que a prática não é aquilo que uma pessoa faz quando se torna boa ou excepcional em algo; é exatamente aquilo que ela faz para se tornar uma referência no talento que exerce.

É lógico que devemos considerar que 10 mil horas de foco e dedicação é um tempo considerável. Para um adulto jovem atingir esse padrão é necessário que tenha disponibilidade, paixão, talento e incentivo.

Talvez agora você esteja se perguntando: "Mas o que isso tudo tem a ver com bullying?". Para um melhor entendimento, voltemos, então, aos nossos *excluídos* vitimados pelo bullying:

1. Em sua maioria, são crianças ou adolescentes com interesses diferenciados dos seus pares. Muitos desses interesses são produto de talentos inatos que desenvolvem desde muito cedo.

2. Ao serem rejeitados, esses jovens tendem a utilizar seu tempo de solidão para se dedicar àquilo que os faz se sentir diferentes no sentido positivo – isto é, com certo destaque. Eles demonstram ter domínio em algumas áreas e, nesses nichos de conhecimento, tendem a se fechar para se sentir melhores com relação a si mesmos. Acabam por se tornar ótimos naquilo em que já são bons.

3. Os adultos, pais, familiares e professores, ao perceber o talento inato desses jovens, devem sempre estimulá-los e procurar métodos eficazes para que tal dom seja exercido. Isso vale tanto para se sentirem melhores consigo mesmos quanto para desenvolverem, com maior eficácia, toda a potencialidade que manifestam desde cedo.

4. Por fim, muitos revelam, de forma explícita, o poder interno de acionar a resiliência que existe dentro de si. De forma produtiva e não violenta, transformam seus sofrimentos em combustíveis potentes para serem profissionais de reconhecimento inquestionável. É nessa hora que muitos deles se sentem encorajados o suficiente para encarar seus agressores do passado e constatar que as fragilidades a eles atribuídas eram, na realidade, forças embrionárias à espera do "Senhor Tempo", capaz de fazê-los gigantes no exercício de suas aptidões inatas.

Finalizando este capítulo sobre o jeito de cada um enfrentar e vencer seus problemas e desafios, gostaria de deixar algumas observações que, a meu ver, podem ser muito úteis para todos os personagens envolvidos nas tristes histórias de bullying escolar:

1) Nunca julgue as situações ou as pessoas pela aparência. Não esqueça que grandes livros, às vezes, possuem capas simples ou incapazes de fazer jus ao seu conteúdo. Pessoas consideradas diferentes têm a fabulosa missão de nos ensinar o respeito, a tolerância e o aprendizado que as adversidades são capazes de gerar.

2) Pais e professores costumam ter nas mãos a varinha de condão que aciona o poder da resiliência adormecida em cada ser humano. A observação atenta, a compreensão e o estímulo são capazes de despertar talentos inatos e fazer prosperá-los com ajuda e apoio adequados. Não se pode esquecer que a prática mágica para revelar talentos extraordinários é a marca das 10 mil horas. Para que uma criança (e um consequente adolescente) possa atingir essa marca até o início da vida adulta, ela precisará de muito incentivo e suporte psicológico. Afinal de contas, 10 mil horas é uma quantidade enorme de tempo na vida de qualquer pessoa. E são pais e professores que fazem a diferença:

são os educadores brilhantes e atentos que sabem identificar seus alunos fora de série e neles investir.

3) Ao agressor, uma dica especial: ser lembrado pelos horrores que foi capaz de provocar é o mesmo que entrar para a história como um terrorista. E isso só desperta péssimas e traumatizantes recordações. Por isso, trate bem os *nerds*, os diferentes, os excêntricos, os exóticos. Além disso, o exercício da gentileza, da generosidade e da tolerância é transformador na vida de qualquer um. A ciência revela que a prática dessas ações faz muito bem à saúde.

Caso nenhuma dessas razões ainda seja suficiente para o agressor mudar de lado, é sempre bom ter em mente que a possibilidade de uma vítima de bullying ter um talento específico é grande. Como visto, a rejeição, a angústia e o sofrimento podem ser transmutados em paixão, foco e dedicação, os quais, em aproximadamente dez anos, propiciarão a transformação da sua vítima em uma pessoa muito bem-sucedida e com reconhecimento social indiscutível. Você, agressor, gostaria de ser uma pessoa malvista por alguém com tamanho destaque? Ou pior: ter um chefe ou um supercliente com lembranças nada agradáveis de você?

Pense nisso! As pessoas mais interessantes que conheço hoje eram denominadas esquisitas, diferentes, quatro-olhos, girafas, varapau, choronas, monstrinhos, salva-vidas de aquário, baleias, cabelo pixaim, *nerd*, *dark*, maluco-beleza, viajandão, cafona, *out*...

4) À vítima: lembre-se sempre da história do Patinho Feio, que, ao final, descobre-se um belo cisne. Só que, para chegar à beleza e à exuberância dessa ave, leva tempo. O tempo sempre estará jogando no mesmo time que vocês, favorecendo o despertar e o aperfeiçoamento de seus talentos. Não os desperdice sofrendo ou chorando. Peça ajuda e apoio aos adultos legais e reescreva a sua história como você deseja que ela seja no futuro. Mas é preciso aproveitar bem o tempo, pois aquela história das 10 mil horas, acredite, é a mais pura verdade!

Durante a jornada estudantil, muitas pernonalidades foram vítimas de bullying, mas, felizmente, superaram traumas e dificuldades, com seu desejo obstinado de poder ver o mundo por um ângulo diferente.

5
SUCESSO E RECONHECIMENTO DOS QUE SUPERARAM O BULLYING
A volta por cima dos grandes talentos

Preferências e interesses não se põem à mesa. Mas uma coisa é certa: as personalidades descritas neste capítulo apresentam notoriedade reconhecida mundialmente e desempenhos que fazem jus a isso. Elas nos encantam com seus shows, músicas, performances e filmes, ditam comportamentos, conceitos e concepções e movimentam o mundo com sua capacidade inventiva e inovadora. São talentos indiscutíveis.

Mas nem sempre a vida de tais pessoas foi um mar de rosas. Durante a jornada estudantil, muitas foram vítimas de bullying, mas, felizmente, superaram traumas e dificuldades com seu desejo obstinado de poder ver o mundo por um ângulo diferente. Refiro-me à capacidade que tiveram de desenvolver a resiliência, descrita no capítulo anterior. É o "efeito elástico", que, quando volta ao lugar, dispara com força total! É possível que hoje não sintam a amargura de um passado nada generoso, mas sim algo que as faz vibrar e se orgulhar da própria existência. Como grandes guerreiros, talvez em seu íntimo ecoe a célebre frase supostamente proferida por Júlio César: "Vim, vi, venci!".

Michael Phelps

Nadador norte-americano, considerado um dos atletas mais sensacionais de todos os tempos, é um exemplo de garra, disciplina e determinação.

Com apenas 23 anos, Michael Phelps conseguiu o que parecia impossível nos Jogos Olímpicos de Pequim (2008): conquistar oito medalhas de ouro e estabelecer sete recordes mundiais. Com esse feito, Michael superou o seu compatriota Mark Spitz, que, nas Olimpíadas de Munique (1972), arrebatou sete medalhas de ouro.

Phelps, que entrou para a natação aos sete anos, por incentivo de suas irmãs mais velhas, Whitney e Hilary, é detentor de 22 medalhas olímpicas (18 de ouro) e até 2012 participou de quatro Olimpíadas.

De origem humilde, Phelps nasceu em 30 de junho de 1985, em Baltimore, no estado de Maryland, Estados Unidos. Estudou na escola Rodgers Forge e se formou na Towson High School em 2003. Entre 2004 e 2008, cursou marketing esportivo e gerência na Universidade de Michigan.

Após o divórcio dos pais, Michael e as irmãs foram criados apenas por Debbie, a mãe obstinada e de personalidade forte, que teve papel marcante em sua história de triunfos. A ausência de seu pai, Fred, não foi o único obstáculo na vida do nadador: ainda na sétima série, Phelps foi diagnosticado com transtorno do déficit de atenção com hiperatividade (TDAH)[1] e precisou usar medicamentos por longo tempo. As reclamações dos professores sobre o seu comportamento eram frequentes: ele não prestava atenção nas aulas, não parava quieto e não fazia os deveres escolares. Uma das professoras chegou a dizer que ele jamais seria bem-sucedido porque não era capaz de se concentrar.

---

1. Tema do livro *Mentes inquietas: TDAH – desatenção, hiperatividade e impulsividade*.

Esses episódios fizeram com que Phelps sofresse bullying por anos consecutivos. Ele também era humilhado frequentemente por ser muito alto, magro, desengonçado e por suas orelhas grandes. Certo dia, Michael entrou no ônibus escolar com seu boné de beisebol. Crianças mais velhas se uniram para provocá-lo. O boné foi jogado pela janela.

Outro exemplo de situação constrangedora ocorreu aos onze anos. Durante uma competição de natação, alguns meninos tentaram mergulhar sua cabeça na privada. Ele conseguiu escapar e saiu do banheiro aos prantos. "A raiva formou-se em meu interior e, embora eu não tivesse comentado nada sobre o assunto com ninguém, usaria essa raiva como motivação – em especial, na piscina", descreve Phelps em *Sem limites*, seu livro autobiográfico.

Michael encontrou na natação uma forma de se refugiar das constantes brigas entre seus pais, além de poder direcionar seu foco. Debbie, a mãe do nadador, declarou à revista *US Magazine* que o bullying e as adversidades fizeram com que ele se fortalecesse e batalhasse mais. "Michael pode não ter sido capaz de se concentrar na escola, mas vi nele uma paixão em nadar desde muito cedo", complementa.

Um garoto que era intimidado, zoado e agredido por valentões na escola se tornou um fenômeno da natação mundial e o maior medalhista da história das Olimpíadas. Um super-homem das piscinas, que arrasta uma multidão de fãs em todo o mundo.

Kate Winslet

A atriz Kate Elizabeth Winslet nasceu em Reading, Grã-Bretanha, em outubro de 1975. Tornou-se mundialmente conhecida quando protagonizou, ao lado do ator Leonardo Di Caprio, o filme *Titanic*, de James Cameron, exibido em 1997. Por sua atuação, foi indicada ao Oscar de melhor atriz em 1998.

Filha de atores e neta de um diretor de teatro, Winslet carrega em seu DNA os "genes da interpretação". Aos onze anos, iniciou um curso de artes cênicas na Redroofs Theatre School, e, aos dezesseis, já despontava nos palcos regionais.

Sua estreia no cinema aconteceu em 1994, no filme *Almas gêmeas*, em que sua performance despertou a atenção dos críticos. Um ano mais tarde, atuou no prestigiado *Razão e sensibilidade*, de Ang Lee, que lhe rendeu indicações ao Oscar e ao Globo de Ouro de melhor atriz coadjuvante.

De lá para cá, os fãs da atriz puderam se emocionar, rir e chorar com os dramas, as comédias românticas e os musicais em que ela atuou. A cada filme de que participa, Kate se reinventa.

Kate Winslet é considerada uma das mais talentosas e respeitadas atrizes da atualidade. Em 2009, foi premiada com o tão sonhado Oscar de melhor atriz por seu brilhante desempenho no filme *O leitor* (2008), de Stephen Dalry. Ao todo, foram seis indicações para o prêmio mais cobiçado do cinema até conquistar sua estatueta.

Muito antes de ser famosa, a atriz, que sempre enfrentou problemas com seu peso, foi vítima de bullying e recebeu o apelido de "gorducha" das crianças da escola. "Outras meninas me provocavam terrivelmente. Eu simplesmente abaixava a cabeça e aceitava isso. Esse era o meu jeito de sobreviver", declarou Kate, em dezembro de 2006, à revista *Parade*. Suas colegas também diziam que os garotos não se interessariam por ela.

Aos quinze anos, ela conheceu o ator britânico Stephen Tredre, que se tornou fundamental na reconstrução de sua autoestima. Ele foi seu primeiro amor e passou a ser a pessoa mais importante de sua vida, além de sua família: "Stephen me fez sentir segura e abraçada", complementou a atriz. O namoro durou cerca de cinco anos. Em 1997, durante a semana de lançamento do filme *Titanic*, Trede morreu vítima de câncer nos ossos. Abalada, Kate Winslet deixou de assistir à estreia do filme, em Los Angeles, para ir ao seu funeral.

Em uma entrevista à revista *Marie Claire* britânica, em 2009, no auge do sucesso, da beleza e em paz com sua aparência, Kate falou novamente sobre as provocações que recebeu na escola: "Sofri bullying por ser gordinha. Onde estão eles agora?".

Tom Cruise

Ator e produtor de cinema norte-americano, Thomas Cruise Mapother IV, conhecido apenas como Tom Cruise, é uma das celebridades mais populares e bem-sucedidas de Hollywood.

Tom Cruise nasceu em 3 de julho de 1962, em Syracuse, Nova York, e vivenciou uma infância difícil e traumática. De origem católica e muito pobre, teve um pai extremamente agressivo e dominador. Thomas Cruise Mapother III era um engenheiro eletrônico que não se fixava em empregos, obrigando a família a se mudar constantemente, indo de uma cidade a outra, em busca de trabalho. Tom Cruise o descreve como um covarde que se fazia de valentão, uma pessoa que não inspirava nenhuma confiança. Quando ele tinha onze anos, seus pais se divorciaram, e sua mãe, Mary Lee, lutou muito para sustentar os quatro filhos. Thomas morreu em 1984, vítima de câncer.

Em um período de doze anos, Tom Cruise estudou em quinze escolas diferentes e precisou enfrentar muitos obstáculos. Aos sete anos, por apresentar grandes dificuldades de leitura e necessitar de muitas aulas de reforço, Cruise foi diagnosticado com dislexia e TDAH por uma psiquiatra da própria escola. Esse fato gerou diversos constrangimentos e frustrações em sua vida escolar. Ele foi rotulado e estigmatizado.

Cruise, considerado baixo para sua idade, disléxico e com déficit de atenção, era um alvo fácil para ataques de bullying. Por diversas vezes, na escola, foi intimidado e empurrado por valentões bem maiores do que ele. Situações como essas lhe causavam grande ansiedade e vontade de vomitar. Ele se sentia excluído, sozinho e desejava ser aceito. "Eu não tinha um amigo mais próximo, alguém com quem pudesse me abrir e em quem pudesse confiar. Eu era sempre uma criança recém-chegada, com o sapato errado, com o sotaque errado", declarou à revista *Parade*, em setembro de 2006.

Sem muita definição na vida, Cruise resolveu ser padre, na tentativa de se encontrar e se espiritualizar. Na adolescência, frequentou um mosteiro franciscano, em Cincinnati, onde permaneceu por pouco mais de um ano. Após esse período de meditação e introspecção, Tom Cruise seguiu para New Jersey, onde iniciou os estudos de interpretação e descobriu o seu grande talento para a arte dramática. Ser ator era sua vocação.

Sua estreia cinematográfica ocorreu em 1981, quando fez uma pequena participação no filme *Amor sem fim*, de Franco Zeffirelli. Obcecado pelo trabalho e pela perfeição, em pouco tempo, Cruise se consagrou uma estrela de Hollywood. Desde então, ele já atuou em mais de quarenta filmes, tais como *Top Gun, Rain Man, Nascido em 4 de julho, Missão impossível* (I, II, III e IV), *Colateral*, e é sinônimo de sucesso de bilheteria. Recebeu três indicações ao Oscar (melhor ator e melhor coadjuvante) e foi vencedor de três edições do Globo de Ouro, entre outras premiações.

Sobre sua infância e os traumas vivenciados no passado, Tom diz: "Pessoas podem criar sua própria vida. Eu vi como minha mãe lutou e possibilitou a nossa sobrevivência. Decidi que iria criar a pessoa que eu seria, e não aquela que os outros gostariam que eu fosse".

Madonna

Em 16 de agosto de 1958, em Bay City, Michigan, nasceu aquela que se tornaria a pop star mais rica do mundo e que deixaria sua marca na história da música a partir da década de 1980. Madonna Louise Veronica Ciccone é cantora, compositora, dançarina, produtora, atriz e escritora. De origem católica e vivendo sob padrões rígidos, a filha de Silvio Ciccone e Madonna Fortin, Madonna, estudou em colégio de freiras, e em sua casa havia um altar, no qual ela e a família rezavam diariamente. A iconografia católica e a influência que a religião exerceu em sua vida mais tarde se tornariam um dos temas mais controversos dos seus trabalhos, assim como os sexuais e os políticos.

Quando Madonna tinha apenas cinco anos, sua mãe faleceu vitimada por um câncer de mama, aos trinta anos. Essa perda precoce e traumática afetou-a de forma significativa, e ela aprendeu a ser forte e independente no início da vida. A lembrança da fragilidade da mãe em seus últimos dias de agonia, associada ao novo casamento de seu pai com Joan Gustafson, ex-empregada da família, determinou uma relação de amor e ódio com a figura paterna e uma adolescência rebelde.

Madonna precisou lutar contra as regras impostas por sua madrasta, que a obrigava a cuidar dos irmãos menores, além de ter que disputar com Joan o amor de seu pai. Naquela época,

Madonna se sentia a própria Gata Borralheira, e a forma rigorosa com que era tratada pela substituta de sua mãe lhe causou grandes ressentimentos. Madonna, então, rebelou-se contra sua criação tradicional, transformou suas roupas conservadoras em ousadas e rejeitou seu histórico religioso.

A rainha do pop cursou o ensino médio na Rochester Adams High School, no estado de Nova York, onde se formou em 1976. Em plena década de 1970, quando o mundo passava por mudanças expressivas em seus conceitos e o movimento *Flower Power* era símbolo da não violência e de repúdio à Guerra do Vietnã, Madonna foi alvo de bullying por ser considerada estranha e inadequada pelos colegas da escola.

Em entrevista à revista *Vanity Fair*, em 2008, Madonna declarou: "Eu não era hippie ou fã dos Rolling Stones, então acabei me tornando esquisita. Eu estava interessada em balé clássico e música. Se você fosse diferente, os alunos eram bem perversos. As pessoas faziam questão de ser maldosas comigo". Madonna confessou também que não estava disposta a virar capacho de ninguém; por isso, quando as agressões ocorriam, em vez de se intimidar, enfatizava suas diferenças. Costumava revidar com seu estilo insubordinado: não depilava pernas e axilas, recusava-se a usar maquiagem ou se encaixar no modelo de uma garota convencional. Essas atitudes eram combustíveis para seus intimidadores, que a torturavam cada vez mais. Na escola, Madonna jamais se curvou ou deixou de expressar sua maneira peculiar de ser. Foi ótima aluna, líder de torcida e uma dançarina disciplinada e perfeccionista.

Após a formatura, Madonna estudou com grandes nomes da dança na Universidade de Michigan e na cidade de Nova York. Aprendeu a tocar guitarra e bateria e se consagrou cantora em 1982 a partir do lançamento do *single* "Everybody". Ao longo de uma carreira polêmica e bem-sucedida, a pop star é uma das cantoras mais premiadas do mundo e, em 2008, entrou para o *Rock And Roll Hall Of Fame*[2] ao completar 25 anos de influência inquestionável no universo musical.

O êxito e a obstinação de Madonna, no entanto, devem-se, em parte, às agressões sistemáticas ocorridas durante o seu período escolar. A própria cantora admitiu que ter sofrido bullying por ser considerada "esquisita" foi um dos motivos do seu extraordinário sucesso.

David Beckham

David Robert Joseph Beckham nasceu em 2 de maio de 1975, em Leytonstone, Londres, Inglaterra. Considerado um dos maiores jogadores de futebol do mundo, o meio-campista inglês é uma personalidade emblemática da Grã-Bretanha. Seu nome também é sinônimo de publicidade internacional e de cifras milionárias. Seu talento, no entanto, não impediu que David sofresse bullying durante o período escolar.

Beckham, ou simplesmente Becks, era obcecado por futebol. Quando criança, vivia com uma bola nos pés e sonhava em jogar profissionalmente. Com apenas oito anos, David ingressou na escolinha de futebol Ridgeway Rovers e rapidamente se tornou um jogador talentoso e um dos melhores artilheiros da sua faixa etária.

---

2. Em português: Salão da Fama do Rock 'n' Roll. Trata-se de uma instituição em Cleveland (Ohio), Estados Unidos, que registra a história de alguns dos artistas e profissionais mais conhecidos e influentes do mundo do rock e do pop.

Sua habilidade inata para o futebol, aliada ao apoio do pai nos treinos, fez de David um exímio jogador. Ainda menino, já demonstrava a força de sua perna direita, chamando a atenção de todos. Suas bolas de efeito atingiam velocidades comparáveis às de muitos jogadores adultos e eram capazes de enganar facilmente os goleiros. Cobranças de falta e gols espetaculares acabaram por se tornar a marca registrada de Beckham.

Em 1991, David entrou para a equipe júnior do Manchester United, clube do qual era fã incondicional, e, dois anos mais tarde, ele se tornaria titular da equipe principal. Beckham permaneceu no United até 2003 e ali brilhou e conquistou a grande maioria dos seus títulos. Entre 2003 e 2007, Beckham jogou no Real Madrid (Espanha), ao lado de Ronaldo, Zidane, Luís Figo e Roberto Carlos, equipe conhecida como "Galáctica". Posteriormente, Beckham assinou contrato milionário com o Los Angeles Galaxy, na Califórnia, Estados Unidos, e foi recepcionado por uma acalorada legião de fãs e pela imprensa norte-americana. No início de 2009, David foi emprestado ao Milan, da Itália, onde atuou até o final da temporada europeia, em junho. Beckham retornou então aos Estados Unidos e, no segundo semestre, encerrou a temporada na Major League Soccer (MLS) como vice-campeão. Em janeiro de 2010, o LA Galaxy emprestou novamente o jogador ao Milan. Em 2013, Beckham assinou contrato com o Paris Saint-Germain, na França, e em seguida se aposentou.

Em 1996, Beckham ingressou na seleção inglesa e, alguns anos depois, recebeu a braçadeira de capitão do time. Ele disputou mais de cem partidas defendendo a camisa do seu país e é considerado um ícone do futebol e uma lenda viva para a Inglaterra.

Além de vários títulos conquistados, principalmente no Manchester United, o meio-campista também colecionou gols e prêmios individuais. Com status de superstar, o jogador inglês é considerado uma das personalidades mais populares do mundo, em função dos contratos publicitários milionários que mantém, de sua beleza e vaidade e pelo seu jeito polêmico de ser. Em 1999, casou-se com Victoria Adams (do grupo Spice Girls) e com ela teve quatro filhos: Brooklyn, Romeo, Cruz e Harper.

Em 2007, ele declarou à revista *Guardian Weekend* (Inglaterra) que, durante a adolescência, sentia-se um estranho no ninho. Enquanto seus colegas pensavam em diversão, Beckham mantinha a mente totalmente focada no futebol e na preparação disciplinada para os jogos. Ele era, então, alvo de constantes zombarias por ter se iniciado no esporte muito cedo, por se recusar a sair à noite ou até a beber com os amigos. Seus intimidadores diziam que isso era coisa de "mulherzinha". "No entanto, esbarrei com essas mesmas pessoas um ano atrás, e elas me perguntaram: Podemos vê-lo jogar em Madri?", complementou o jogador.

Beckham se juntou a outras celebridades na campanha antibullying denominada *Beat Bullying* (Acabem com o bullying), organizada pelo governo inglês com apoio da BBC Radio 1 e com a participação de mais de cinquenta organizações. Em 2005, ele apresentou Jess Sparrow, uma adolescente de treze anos – vítima de bullying por cinco anos –, que recebeu a milionésima pulseira azul, símbolo da solidariedade contra todas as formas de bullying nas escolas do país. "O bullying é algo que todos nós temos responsabilidade de erradicar", declarou Beckham à BBC News.

David, conhecido também por seus movimentos sociais e por ser embaixador da Boa Vontade da Unicef, lançou, em 2015, o projeto "7: Fundo Unicef David Beckham", que tem como um dos propósitos proteger crianças vítimas da violência em países em crise e em conflitos.

Steven Spielberg

Steven Allan Spielberg é produtor e diretor de cinema e um grande empresário norte-americano, dono de uma das maiores fortunas de Hollywood. Ele nasceu em 18 de dezembro de 1946, na cidade de Cincinnati, Ohio, Estados Unidos, mas passou parte de sua vida em Phoenix, Arizona. Com uma câmera super-8 nas mãos, descobriu seu talento e sua paixão ainda na infância, quando fazia filmes amadores e caseiros com a ajuda das três irmãs.

Sua vida profissional começou no final dos anos 1960 e, em 1971, dirigiu *Encurralado*, seu primeiro longa-metragem. Realizado para a televisão, o filme lhe rendeu elogios da crítica e carimbou seu passaporte para o cinema. Em 1975, explodia nas telas o thriller *Tubarão*, um grande sucesso de bilheteria e aceitação do público, responsável pelo pontapé inicial da era dos *blockbusters* e por sua sólida parceria com o compositor John Williams, um gênio das trilhas sonoras. Desde então, Spielberg arrasta uma multidão de espectadores às salas de cinema de todo o mundo e é um dos diretores e produtores mais bem-sucedidos comercialmente da indústria cinematográfica norte-americana.

Spielberg idealizou e dirigiu uma extensa lista de filmes, entre os quais estão obras consagradas como *Contatos imediatos do terceiro grau*, *E.T. – O extraterrestre*, *A cor púrpura*, a série *Indiana Jones*, *Jurassic Park I, II, III e IV*, *Lincoln* e os vencedores do Oscar *A lista de Schindler* e *O resgate do soldado Ryan*. Ele também fundou a Amblin Entertainment, sua primeira companhia cinematográfica, e a DreamWorks S.K.G., onde produziu e esteve à frente de inúmeros longas-metragens de igual êxito e expressividade.

Vanguardista e visionário, o cineasta concilia entretenimento com qualidade artística em filmes sobre guerras, escravidão e

Holocausto, ficção científica inovadora, ação e aventuras inusitadas, dramas sensíveis e comoventes.

Descendente de uma família tradicional judia, Spielberg mudou-se várias vezes de cidade durante a infância e a adolescência, em função do trabalho do pai, Arnold, um engenheiro eletrônico. Steven sempre foi uma criança solitária, desengonçada e excluída, que sofreu intensos ataques antissemitas dos vizinhos e dos colegas de escola. Havia épocas em que ele apanhava diariamente no recreio, era sempre o último a ser escolhido para os jogos e, comumente, crianças da região vociferavam frases do tipo: "Spielbergs, os judeus sujos". Sem contar com o apoio de amigos na escola ou dos centros comunitários judaicos que pudesse frequentar e onde pudesse estudar, o garoto se sentia cada vez mais acuado, indefeso e inadequado, tal qual um "patinho feio".

Os anos em que estudou no Saratoga High School, no subúrbio da cidade de São Francisco, foram considerados por Steven como os piores de sua existência. No colégio, havia vários alunos que odiavam judeus, e ele frequentemente era hostilizado pelo grupo. Quando Spielberg passava pelos corredores, os colegas de classe, muitas vezes, imitavam o som de um espirro, utilizando a expressão *"Haw-Jew"*,[3] numa demonstração clara de alergia e aversão ao judeu. Os assédios, invariavelmente, continuavam após as aulas.

Foi nesse ambiente de derrotas e frustrações, cercado de preconceito e desrespeito, que Spielberg ouviu as histórias de seu pai como ex-combatente da Segunda Guerra Mundial, de sua família sobre os horrores do Holocausto e da sobrevivência de sua avó ao campo de concentração nazista de Auschwitz.

---

3. Em português, pode ser traduzido como: "Qual é a sua, judeu?", em tom pejorativo.

Todos os medos, ultrajes e traumas sofridos enquanto Spielberg crescia foram tão marcantes em sua vida que ele passou a ter vergonha de seu nome hebraico, de qualquer coisa judaica, e tentou esconder sua etnia. O pavor de ser considerado diferente pelos outros fez com que Spielberg entrasse em uma crise de identidade, que perdurou por longos anos.

Apesar de todos os obstáculos, o menino estava determinado a ser um cineasta e se dedicou a esse sonho como uma das formas de superar seus temores e as humilhações causadas pela crueldade do bullying. Spielberg fez de sua experiência de vida a mola propulsora para a realização dos seus filmes, cujo sucesso só foi possível pela perseverança em continuar acreditando em si mesmo. Logo após concluir *A lista de Schindler* (1993), considerado o filme mais fiel ao terror causado pelos nazistas, ele abraçou suas raízes judaicas.

Ao longo de sua carreira, Spielberg ganhou diversos prêmios, indicações e honrarias. Além disso, o cineasta também é conhecido por seus projetos filantrópicos e pelo comprometimento artístico e pessoal com a preservação dos direitos humanos. A partir do premiadíssimo *A lista de Schindler*, Spielberg foi procurado por milhares de pessoas que queriam contar suas histórias. Ele criou a Survivors of the Shoah Visual History Foundation,[4] onde estão arquivados mais de 50 mil depoimentos de sobreviventes do Holocausto de diversos países, além de relatos de outras testemunhas. A partir deles, foram feitos cinco documentários (*Rompendo o silêncio*), para que o mundo jamais se esqueça das vítimas da intolerância, do preconceito e da tirania.

---

4. Em português: Fundação da História Visual dos Sobreviventes de Shoah (termo utilizado na língua iídiche para referir-se ao Holocausto judeu).

Bill Clinton

Bill Clinton, originalmente William Jefferson Blythe III, nasceu em Hope, uma pequena cidade de Arkansas, Estados Unidos, em 19 de agosto de 1946. Seu pai biológico (William Jefferson Blythe Jr.) morreu num acidente de carro três meses antes de Bill nascer. Até os quatro anos de idade, Clinton foi criado pelos avós maternos, Edith e James Eldridge, enquanto sua mãe cursava enfermagem em Nova Orleans, Louisiana, para garantir uma boa qualidade de vida ao filho.

Sob cuidados e educação dos avós, ele foi cercado de carinho, amor, parentes e fartas refeições, uma vez que, pela sabedoria popular da época, um bebê gordo era sempre sinal de criança saudável. Bill era fascinado pelo avô, dono de uma mercearia, que vendia fiado aos mais pobres e não se incomodava em ajudar os necessitados – sua primeira referência masculina. Clinton o descreve como um homem gentil e generoso, que tratava negros, brancos, miseráveis ou não, da mesma forma. Foi ali, no casarão rural, distraindo-se entre o comércio do avô e as redondezas, que Clinton aprendeu os valores mais importantes da vida, como o fato de não existir uma pessoa melhor que outra. Somente anos mais tarde ele veio a entender o verdadeiro significado da palavra segregação.

Em 1950, sua mãe retornou de Nova Orleans e se casou com Roger Clinton, um vendedor de automóveis, que gostava de farras e bebida. Em 1956, nasceu o seu meio-irmão, Roger Clinton Jr., e, anos depois, Bill oficializou seu nome para William Jefferson Clinton.

Roger Clinton, a quem ele se acostumou a chamar de "papai", tornou-se alcoolista e um jogador compulsivo, que agredia constantemente sua mãe e seu irmão caçula. Por anos a fio, Bill

Clinton teve que enfrentar dias difíceis em defesa das pessoas que amava.

No início do ensino médio, Clinton também conviveu com adversidades. Ele foi alvo de chacotas e hostilizado por ser um menino gordo, desajeitado, que usava jeans fora de moda e era impopular com as garotas da escola. Certa vez, quando retornava das aulas, foi agredido por um aluno mais velho. O garoto estava fumando próximo à sua casa e lhe deu um murro no nariz com o cigarro aceso na mão, quase queimando-lhe o olho. Ele nunca conseguiu entender tamanha covardia.

Bill também foi agredido por Clifton Byrant, colega do colégio um ano mais velho que ele. Nesse dia, ele voltava a pé para casa em companhia de alguns amigos. Byrant os seguiu e passou a intimidar Clinton, batendo-lhe nas costas e nos ombros por várias vezes. Bill o ignorou por um longo trecho do caminho, até que não aguentou mais e acabou revidando com um soco no garoto. Era para acertar em cheio, mas não conseguiu machucá-lo de verdade e o menino fugiu. Clinton estava lento e pesado demais para encarar uma boa briga.

Outra forte agressão ocorreu quando nadava num rio próximo a Hot Springs, cidade onde morava na época. Um dos meninos da região apareceu na margem do rio e começou a xingá-lo. Quando Clinton revidou, recebeu uma pedrada na cabeça.

Bill já estava no nono ano e ainda era considerado um garoto gordo, que usava roupas inadequadas e sem muitos atrativos para as meninas. Nessa época, ele foi abordado por alguns jovens do ensino médio, dentro do ginásio YMCA, que gostava de frequentar e onde costumava dançar. Henry Hill parou, examinou seu jeans de alto a baixo e desferiu-lhe um soco no queixo. Embora Henry fosse muito maior, Clinton se pôs de pé e o encarou também, sem agredi-lo ou fugir. Henry deu apenas uma risadinha, bateu de leve em suas costas e disse que Bill era um cara legal.

Clinton percebeu então que existe mais de uma forma de lutar contra agressões. Ele havia conquistado respeito.

Um dos fatores que contribuíram para a autoestima e até mesmo para a vida política de Bill Clinton foi o fato de começar a tocar saxofone na banda da escola. Isso, além de lhe conferir um status diferente daquele dos garotos que jogavam futebol, fez com que se tornasse mais popular com as garotas e abriu-lhe as portas para novas interações sociais. Participou de vários cursos de música e conseguiu bolsas de estudo e empréstimos do governo para estudar na Georgetown University, em Washington D.C., e na Universidade de Oxford, Inglaterra. Até hoje o saxofone é uma de suas grandes paixões.

Em 1973, Clinton se formou em direito pela Yale University e, em 1975, casou-se com Hillary Rodham, com quem teve a filha única Chelsea. Aos 32 anos, tornou-se governador de Arkansas, cargo que ocupou por cinco vezes. Em 1993, foi eleito o 42º presidente dos Estados Unidos, cumprindo dois mandatos, até 2001. Durante sua gestão, o país obteve grande crescimento econômico, viveu períodos de paz e apresentou um dos mais baixos índices de desemprego e inflação dos tempos modernos. Em 2000, espelhando-se em Martin Luther King, como parte dos planos de comemoração do novo milênio Clinton fez um chamado à nação norte-americana para pôr fim à discriminação racial.

Mesmo após os escândalos que envolveram um relacionamento íntimo com uma estagiária da Casa Branca – o que lhe rendeu um processo de impeachment –, Bill Clinton terminou seu mandato com elevados índices de aprovação popular. Seu governo foi marcado pelo seu carisma, pela promoção da paz e pelo fortalecimento da democracia no mundo.

O bullying ocorre em todas as escolas, independentemente de sua tradição, de sua localização ou do poder aquisitivo de seus alunos. Pode-se afirmar que está presente, de forma democrática, em 100% das escolas, públicas ou particulares, em todo o mundo.

6
BULLYING: DO INÍCIO AOS DIAS ATUAIS
Um conflito global, que cresce e aparece

O bullying é um fenômeno tão antigo quanto a própria instituição denominada escola. No entanto, o tema só passou a ser objeto de estudo científico no início dos anos 1970. Tudo começou na Suécia, onde grande parte da sociedade demonstrou preocupação com a violência entre estudantes e suas consequências no âmbito escolar. Em pouco tempo, a mesma onda de interesse contagiou todos os demais países escandinavos.

Na Noruega, o bullying foi, durante muitos anos, motivo de apreensão entre pais e professores, que se utilizavam dos meios de comunicação para expressar seus temores e angústias sobre os acontecimentos. Mesmo assim, as autoridades educacionais daquele país não se pronunciavam de forma oficial e efetiva diante dos casos ocorridos no ambiente escolar.

Porém, na década de 1980, um acontecimento dramático começou a reescrever a história do bullying naquele país: três crianças, com idade entre dez e catorze anos, haviam se suicidado no norte da Noruega. As investigações do caso apontaram, como principal motivação da tragédia, as situações de maus-tratos a que tais jovens foram submetidos por seus colegas de escola. Em resposta à grande mobilização nacional diante dos fatos, o Ministério da Educação da Noruega realizou uma campanha em larga escala, visando combater de modo efetivo as práticas de bullying escolar.

Dan Olweus, pesquisador da Universidade de Berger, Noruega, iniciou nessa época um estudo que reuniu aproximadamente 84 mil estudantes, cerca de quatrocentos professores e mil pais de alunos. Todas as séries foram observadas, o que corresponderia, atualmente no Brasil, a representantes desde o primeiro ano do ensino fundamental até o último ano do ensino médio. O objetivo principal de Olweus era avaliar as taxas de ocorrência do bullying e as formas pelas quais ele se apresentava na vida escolar das crianças e dos adolescentes de seu país.

Em 1989, o estudo constatou que um em cada sete alunos encontrava-se envolvido em casos de bullying, tanto no papel de vítima como no de agressor. Em 1993, ele publicou um livro intitulado *Bullying at School,* em que divulgou os resultados de seus estudos, discutiu o problema e apresentou intervenções e formas de identificar agressores e vítimas. Essa revelação mobilizou toda a sociedade civil e deu origem a uma campanha nacional antibullying, que recebeu amplo apoio do governo norueguês. Em pouco tempo, houve uma redução em cerca de 50% dos casos dessa prática nas escolas. O sucesso de tal iniciativa foi tão grande que desencadeou, de forma imediata, a promoção de campanhas antibullying em outros países, como Reino Unido, Canadá e Portugal.

O programa de intervenção antibullying teve como tônica os seguintes objetivos:

→ Estabelecer regras claras contra o bullying nas escolas.

→ Fazer com que houvesse um maior comprometimento dos pais e professores contra essa prática.

→ Aumentar a conscientização sobre o problema, a fim de desfazer mitos e ideias errôneas sobre o bullying.

→ Promover apoio e proteção às vítimas contra esse tipo de violência escolar.

O próprio Olweus destacou que o bullying estava presente – com relevância similar ou até superior ao que ocorria na Noruega – em diversos outros países, como Suécia, Finlândia, Inglaterra, Estados Unidos, Holanda, Japão, Irlanda, Espanha e Austrália.

Em 2012, dados da Pesquisa de Comportamento de Saúde em Crianças em Idade Escolar[1] da OMS feita em 41 países da Europa mostraram que 13% dos alunos com onze anos de idade sofreram bullying na escola; 12%, aos treze anos; e 9%, aos quinze anos.

Nos Estados Unidos, o bullying é motivo de grande tensão e interesse, uma vez que lá o fenômeno cresce de forma exponencial, a ponto de os estudiosos no assunto o classificarem como um conflito global. Certos estudos revelam incidências tão altas que muitos preveem um futuro sombrio para um percentual significativo de jovens, especialmente os que desempenham o papel de agressores. Para os pesquisadores, a quantidade de jovens que se tornarão adultos violadores das regras sociais básicas para a boa convivência e/ou francamente delinquentes é bastante representativa.

Em 2010, os Estados Unidos, em um esforço nacional, deram início a uma campanha antibullying, com a participação de vários artistas de peso de Hollywood e da Broadway, após sucessivos ataques e perseguições cruéis a estudantes, especialmente aos que se assumiam como homossexuais ou àqueles que os colegas achavam que poderiam ser gays.

---

1. CURRIE, C. et al. (eds.) *Social Determinants of Health and Well-being Among Young People. Health Behaviour in School-aged Children (HBSC) study*: International Report from the 2009/2010 Survey. Health Policy for Children and Adolescents, N. 6. Copenhagen: WHO Regional Office for Europe, 2012.

A violência e as perseguições foram de tal monta que diversos jovens se suicidaram em função desses atos de extrema covardia. Nessa época, a Casa Branca divulgou um vídeo em que o presidente dos Estados Unidos, Barack Obama, declarou estar "chocado e entristecido" com a situação. Em março de 2011, ele promoveu uma conferência nacional sobre bullying que contou com mais de 150 pais de alunos, especialistas, professores e administradores do governo para discutir formas de prevenir o bullying. Em seu discurso, Obama também admitiu ter sofrido bullying e ser motivo de chacotas no período estudantil por ter um nome considerado diferente e por suas orelhas de abano. Na ocasião, ele também alertou para o fato de que, a cada ano, 13 milhões de crianças e adolescentes norte-americanas (cerca de um terço dos estudantes) eram vítimas de agressões e desrespeito nas instituições de ensino.

Há muitos anos, especialmente a partir da década de 1990, já é intenso o trabalho desenvolvido sobre o bullying em vários países, tanto por instituições privadas quanto governamentais.

No Brasil, as pesquisas e a atenção voltadas ao tema se iniciaram no final dos anos 1990 e no início dos anos 2000, por meio de profissionais de educação comprometidos seriamente com a causa. Entre eles, destaco o trabalho da pedagoga e historiadora Cleo Fante, pioneira nos estudos de como prevenir a violência nas escolas e autora do programa antibullying *Educar para a Paz*. A Associação Brasileira Multiprofissional de Proteção à Infância e à Adolescência (Abrapia), ONG que, durante dezoito anos, teve por finalidade promover e defender os direitos de crianças e adolescentes e dedicou-se a estudar, pesquisar e divulgar o fenômeno bullying a partir de 2001. Foi por meio da Abrapia e do seu fundador – o médico pediatra Lauro Monteiro – que muitos de nós ouvimos a palavra bullying pela primeira vez.

Entre 2002 e 2003, essa Organização se empenhou em realizar as primeiras pesquisas relacionadas à violência escolar. Foram aplicados questionários semelhantes aos utilizados na Noruega e distribuídos a alunos de 5ª a 8ª série de onze escolas (nove públicas e duas particulares) no município do Rio de Janeiro. Os primeiros resultados apontaram dados bastante significativos:

→ Dos 5.482 alunos participantes, 40,5% (2.217) admitiram ter tido algum tipo de envolvimento direto na prática do bullying, seja como alvo (vítima) seja como autor (agressor).

→ Houve um pequeno predomínio do sexo masculino (50,5%) sobre o sexo feminino (49,5%) na participação ativa das condutas de bullying.

→ As agressões ocorriam principalmente na própria sala de aula (60,2%), durante o recreio (16,1%) e no portão das escolas (15,9%).

→ Em torno de 50% dos alvos (vítimas) admitiram que não relataram o fato aos professores, tampouco aos pais.[2]

Sobre os dados citados, cabem algumas considerações: tanto meninos quanto meninas se envolvem nos comportamentos de bullying. No entanto, as meninas tendem a praticar agressões na forma de terror psicológico, na exclusão e na manipulação de outras meninas contra as "colegas-alvo".

Foi o que ocorreu com Alexandra, de onze anos, uma de minhas pacientes, portadora do transtorno do déficit de atenção (TDAH).

---

2. Fonte: Programa de Redução do Comportamento Agressivo entre Estudantes. Acessível em: <http://www.observatoriodainfancia.com.br/IMG/pdf/doc-154.pdf>. Acesso em agosto de 2015.

Vale ressaltar que o problema é mais conhecido como hiperatividade e se caracteriza por desatenção, impulsividade e hiperatividade mental e/ou física, o que, muitas vezes, interfere no desempenho escolar.

Alexandra, embora fosse muito inteligente e dedicada aos estudos, não conseguia atingir boas notas, cometendo erros por pura distração ou mero descuido. Com o tratamento adequado, obtivemos sucesso considerável nos sintomas típicos do transtorno: ela se tornou mais atenta ao conteúdo pedagógico e bastante participativa nas atividades em sala de aula.

Em 2008, ela foi matriculada em um colégio conceituado na cidade do Rio de Janeiro, com toda a condição de acompanhar o ritmo exigido. A direção e os professores da escola foram informados sobre o quadro clínico da menina, e os pais estavam empenhados em ajudá-los no que fosse necessário.

No primeiro semestre daquele ano, tudo transcorreu sem maiores problemas. As notas de Alexandra foram muito boas e ela conseguiu conquistar e manter amizades com facilidade em sala de aula, especialmente com Leila, Bárbara e Suelin. Porém, a partir do segundo semestre, Alexandra passou a apresentar um comportamento mais agitado, mais dispersivo e depressivo, o que resultou em queda no seu desempenho escolar. Era preciso investigar o que estava acontecendo. Alexandra continuava sendo acompanhada clinicamente, estava medicada e recebia a atenção adequada dos pais. Havia algo estranho no ar.

Em consulta, Alexandra nos contou, angustiada, que estava sendo excluída do grupo e não sabia o porquê. Relatou que Suelin, sua "amiga predileta", passou a ignorá-la e desrespeitá-la, fazendo intrigas e ofendendo-a com apelidos pejorativos como "germe", "ameba" e outros capazes de destruir a autoestima de qualquer um. Leila e Bárbara, as outras amigas, foram influenciadas a fazer o mesmo. Alexandra ficava isolada no recreio, não conseguia mais realizar trabalhos em grupo e, caso alguém quisesse se aproximar, Suelin estava a postos, pronta para afastar a pessoa, minando qualquer relacionamento.

Os pais comunicaram o fato à direção da escola, que, sem tomar providências efetivas para que Alexandra voltasse a ter o acolhimento necessário dentro da instituição, permitiu que a menina ficasse à mercê de todo tipo de assédio psicológico.

Ao final do ano, a situação se esclareceu. Numa conversa, os pais de Leila e Bárbara admitiram que achavam estranho o comportamento de Suelin e os comentários maldosos que ela fazia por telefone em relação a Alexandra: "Ela é péssima companhia, não deixem que frequente a casa de vocês". Todos ficaram indignados com o grau de perversidade e a forma como tudo foi maquinado por Suelin e se surpreenderam com a influência negativa que ela exercia sobre as outras. Desejo de poder e manipulação: essa seria a melhor explicação.

Leila e Bárbara fizeram as pazes com Alexandra e voltaram a manter o ótimo relacionamento de sempre. Ao término do ano, os pais exigiram da escola que as meninas não estudassem mais na mesma classe que Suelin, o que foi acatado pela direção. Alexandra, sem entender direito, ainda sofre com os efeitos devastadores das ofensas e intrigas sem motivo. Mas a atuação de seus pais e seu empenho em detectar que ela era alvo de bullying foram fundamentais para reescrever sua história.

Enquanto as meninas fazem bullying na base de mexericos e intrigas, os meninos tendem a utilizar a força física para firmar seu poder sobre os demais. Muito embora, atualmente, já exista um contingente expressivo de meninas que se envolvem em brigas corporais.

É importante destacar que, principalmente entre os meninos, o cabeça ou líder do grupo de agressores, em geral, é o mais esperto, observador e frio. Na maioria das vezes, não é ele quem espanca a vítima, mas quem induz os meninos que necessitam de aceitação da turma a fazer o serviço sujo. De forma maquiavélica, o cabeça das condutas violentas monta seu exército de executores, recrutando garotos que se submetem a cometer as agressões por temerem ser as próximas vítimas.

A meu ver, muitos desses "soldados" dificilmente teriam coragem de agredir seus colegas sem a orientação e o estímulo do líder. Identificar esse indivíduo é fundamental para desarmar a engrenagem que transforma vítimas ou possíveis vítimas em agressores, criando um círculo vicioso que banaliza e faz prosperar a violência entre os estudantes. Em se tratando de bullying, vale a máxima de que "é preciso separar a maçã podre para que não contamine todo o cesto".

As vítimas se tornam reféns do jogo de poder instituído pelos líderes dos agressores. Raramente pedem ajuda às autoridades escolares ou aos pais. Agem assim, dominadas pela falsa crença de que essa postura é capaz de evitar possíveis retaliações dos agressores e por acreditarem que, ao sofrerem sozinhas e caladas, pouparão seus pais da decepção de ter um filho frágil, covarde e não popular na escola.

Se a maioria das agressões ocorre no território escolar, especialmente nas salas de aula, de certa forma, os professores e as demais autoridades da instituição educacional estão falhando na identificação do problema. Isso pode ocorrer por desconhecimento ou até mesmo por negação do fenômeno.

Antônio tinha dez anos quando chegou ao meu consultório, em São Paulo. Apresentava quadro clínico compatível com depressão e não saía de casa havia dois meses. Após um período de total silêncio, Antônio começou a falar apoiado pela presença dos pais.

Ele relatou que fazia meses que vinha sofrendo constantes agressões verbais e físicas por parte de alguns garotos da escola. Por medo de desapontar os pais e de sofrer agressões ainda mais violentas, Antônio permaneceu calado durante todo o primeiro semestre. Tinha esperanças de que no reinício das aulas, em agosto, "eles" já o teriam esquecido. Puro engano! Tão logo as aulas recomeçaram, os ataques passaram a ocorrer dentro da sala de aula e no pátio, durante o recreio.

No início, as agressões se restringiam a pequenos golpes de régua na cabeça e o chamado "pedala", que são petelecos e tapas nas orelhas. Como nenhum dos agressores foi reprimido pelas autoridades escolares, as ações de bullying se intensificaram, chegando a pontapés e socos.

Antônio passou a ser cada vez mais intimidado e ameaçado pelos agressores e resolveu desistir de tudo: "Não aguento mais, parece que eles gostam de fazer isso comigo!", lamentou meu paciente.

A direção do colégio só tomou conhecimento do fato quando os pais de Antônio foram à escola relatar o ocorrido. Em nenhum momento cogitou-se advertência, expulsão ou denúncia dos agressores a órgãos responsáveis pela proteção de crianças e adolescentes. A diretora-geral da escola (uma tradicional instituição de ensino particular da cidade de São Paulo) se limitou a dizer que medidas educativas seriam tomadas para resolver a situação, sem especificar que providências seriam essas.

Diante de tal negligência, os pais de Antônio resolveram trocá--lo de escola, por temerem pela segurança física e pela saúde mental de seu filho.

O bullying ocorre em todas as escolas, independentemente de sua tradição ou sua localização ou do poder aquisitivo dos alunos. Pode-se afirmar que está presente, de forma democrática, em 100% das escolas em todo o mundo, públicas ou particulares. O que pode variar são os índices encontrados em cada realidade escolar. Isso decorre do conhecimento da situação e da postura que cada instituição de ensino adota ao se deparar com casos de violência entre os alunos.

As Varas da Infância e da Juventude têm recebido um número cada vez mais significativo de denúncias relativas às práticas de bullying. No entanto, um dado chama a atenção: quase a totalidade das denúncias é relativa a agressões ocorridas em escolas públicas, onde a tutela do Estado é direta. Isso aponta para uma realidade preocupante: muitas escolas particulares escondem os casos de bullying em suas dependências por receio de perderem matrículas.

Além de apresentar qualidade de ensino, a boa escola não é aquela onde o bullying necessariamente não ocorre, mas sim aquela que, quando ele existe, sabe enfrentá-lo com coragem e determinação. A omissão é danosa para todos, pois dificulta e até impossibilita as ações preventivas que poderiam coibir a proliferação do problema.

Não se pode esquecer que o bullying é um fenômeno de mão dupla, ou seja, ocorre de dentro para fora da escola e vice-versa. Em função disso, muitas tragédias que acontecem nas imediações das escolas, em shoppings, festas ou ruas podem ter sido motivadas e iniciadas dentro do ambiente escolar.

Todas as vezes que sucedem atos de violência e criminalidade entre jovens, as autoridades de segurança pública devem considerar a possibilidade concreta do fenômeno bullying em suas investigações. Inúmeros suicídios, assassinatos e lesões corporais graves entre adolescentes poderiam ser evitados se houvesse uma política séria de enfrentamento dos casos de bullying.

Não é apenas fora do país que encontramos casos extremos da prática de bullying. No Brasil, vários episódios já foram registrados e amplamente divulgados pela imprensa. Entre eles, destacam-se os seguintes:

→ Em janeiro de 2003, a cidade de Taiuva, no interior de São Paulo, foi palco de grande tragédia. O jovem Edimar Aparecido Freitas, de dezoito anos, entrou armado na escola em que havia concluído o ensino médio. Abriu fogo contra cinquenta pessoas que estavam no pátio, feriu seis alunos, uma professora e o zelador, suicidando-se em seguida. Segundo as investigações, a barbárie foi motivada pelos constantes apelidos (como "elefante cor-de-rosa") e humilhações que Edimar recebia durante anos por ser obeso. As provocações continuaram mesmo após o jovem ter perdido trinta quilos. Ex-colegas do rapaz disseram que ele prometia vingança, afirmando que todos iriam se arrepender.[3]

→ Em 2010, na zona norte de Porto Alegre, Matheus Abvragov Dalvit, de quinze anos, foi morto por um menor de catorze anos com um tiro à queima-roupa nas costas quando descia de um ônibus. Matheus era um menino pacífico e querido pelos amigos, mas sofria constantes difamações e era motivo de piadas na escola por ser mais alto que os demais e

---

3. *Folha de São Paulo* online. Disponível em <http://www1.folha.uol.com.br/folha/cotidiano/ult95u67698.shtml>. Acesso em 20 ago. 2015.

por estar acima do peso. Depois de não suportar tantas humilhações, Matheus revidou as agressões e acabou sendo morto por vingança.[4]

→ Em setembro de 2013, uma menina de doze anos foi agredida fisicamente na saída da escola, em Piracicaba, por pelo menos cinco colegas, sofrendo ferimentos no rosto, nas costas e no pescoço. Ela relatou que estava sofrendo bullying havia cerca de um mês por estar acima do peso: "Elas me chamam de gorda e dizem que tenho um monte de estrias". O pai relatou que a jovem chegou em casa toda ensanguentada e que as garotas só pararam de bater porque a filha conseguiu fugir com a ajuda de um motorista que passava no local. Após os ataques, as agressoras passaram na frente da casa dos pais da vítima com ameaças mais agressivas. O pai também relatou que a menina não queria mais comer porque estava traumatizada.

→ Em outubro de 2014, um garoto de apenas dez anos também foi agredido na saída da escola, na cidade de Gilbués (PI). A violência foi motivada pelo simples fato de o menino usar óculos. Havia mais de um ano, ele apanhava na escola e recebia apelidos de "quatro-olhos" e "jeca". Ele foi chutado e espancado por um grupo de alunos bem mais velhos, que utilizaram paus e tijolos para aumentar a força dos ataques. Os ferimentos estavam distribuídos por todo o corpo e na região da cabeça. Dias após, a vítima foi internada em um hospital da região por apresentar desmaios e convulsões. Toda a agressão foi filmada e postada em redes sociais, causando grande repercussão. Os

---

4. *Portal R7*. Disponível em <http://noticias.r7.com/videos/caso-de-bullying-termina-em-tragedia-em-porto-alegre/idmedia/b2250adebad2eff239d578ee-ec31829f.html>. Acesso em 10 ago. 2015.

traumas tanto físicos quanto psicológicos fizeram com que a criança desistisse da escola.[5]

Em 2010, um panorama um pouco mais otimista começou a se descortinar em termos de medidas mais abrangentes para a conscientização do fenômeno no Brasil. Serginho Groisman, jornalista e apresentador do programa *Altas Horas* (Rede Globo de Televisão), lançou a campanha *Altas Horas contra o Bullying*, em parceria com o projeto *Amigos da Escola*. Além de debates com especialistas, artistas e plateia, a campanha também contou com um vídeo sobre o assunto, exibido durante a programação da Globo, e com um cartaz disponível na internet para ser distribuído nas escolas e nas salas de aula. A campanha teve por objetivo informar o grande público, de diversas faixas etárias, sobre as consequências físicas e psicológicas de quem sofreu ou sofre esse tipo de agressão, além de alertar que falar (para pais, professores e outros responsáveis) sobre as agressões sofridas é um dos primeiros passos para mudar tal panorama.

Essa iniciativa foi motivada a partir do depoimento corajoso de Felipe Matos Rodrigues, de dezesseis anos, que, num dos programas cujo tema era o bullying, levantou-se da plateia e disse sofrer perseguições sistemáticas por um grupo de alunos. Durante vários anos ele foi totalmente excluído, além de receber diversos apelidos como "orelhudo", "gordo", "feio" e levar tapas na cabeça.

Justamente nesse período, eu havia lançado a primeira edição deste livro e fui convidada a participar do *Altas Horas* para falar

---

5. *Portal G1*. Disponível em <http://g1.globo.com/pi/piaui/noticia/2014/10/garoto-de-10-anos-sofre-bullying-e-e-agredido-na-escola-por-usar-oculos.html>. Acesso em 10 ago. 2015.

acerca do tema, a fim de contribuir com a campanha. Ainda sobre esse movimento, participei do debate *Bullying e cyberbullying: como combater e prevenir?*, promovido pelos *Amigos da Escola* e transmitido ao vivo pela internet. O debate foi mediado pelo próprio Serginho Groisman e contou com a presença de mais de 250 professores, alunos e diretores de escolas, além da especialista em educação Andrea Ramal. Na ocasião, também tive a oportunidade de conhecer pessoalmente o menino Felipe, que deu o pontapé inicial da campanha. Confesso que tive muita simpatia por esse movimento, já que os bullies geralmente agem em grupo, são bastante unidos e, com isso, ganham força para os ataques. Com sérias campanhas de combate ao bullying, acredito firmemente que nós também podemos nos unir para fazer resistência e criar ambientes escolares mais saudáveis. No entanto, é preciso empenho e interesse por parte das instituições de ensino, dos educadores, dos pais – para que revejam suas condutas, seus valores e a educação dos filhos –, do governo e de todos os segmentos sociais.

Em meio ao caos do desrespeito nas escolas e pela necessidade de se tomarem medidas mais enérgicas a fim de coibir tais ações, acompanhamos pelos noticiários uma postura inédita: em maio de 2010, o juiz Luiz Artur Rocha Hilário, de Belo Horizonte, condenou os pais de um adolescente de catorze anos por ele praticar bullying contra uma colega de classe. A indenização foi estipulada em 8 mil reais depois que ficou comprovado que a menina vinha sofrendo agressões sistematicamente, envolvendo apelidos e insinuações, causando danos morais à vítima. Segundo o juiz, apesar de o agressor ser um adolescente, há um limite que não deve ser excedido, e, mesmo que a escola tenha providenciado medidas pedagógicas cabíveis, o aluno continuou com as agressões. "As brincadeiras de mau gosto do estudante, se assim podemos chamar, geraram problemas à colega, e, consequentemente, os pais dele devem ser responsabilizados nos termos da lei civil", finalizou o juiz.[6]

Também tive a honra de ser convidada pelo Conselho Nacional de Justiça (CNJ) para ser autora do texto da cartilha *Bullying: justiça nas escolas*, lançada em outubro de 2010. Ela tem como propósito orientar pais, professores e funcionários das instituições de ensino a identificar e prevenir a violência entre alunos. A segunda edição da cartilha foi lançada em 2011, na sede da FMU (Faculdades Metropolitanas Unidas) de São Paulo. Exemplares impressos foram distribuídos em escolas públicas e privadas do Estado de São Paulo, e o texto, disponibilizado para download no site do CNJ e em outros portais comprometidos com a causa.

Em 2013, foram divulgados os últimos estudos sobre a incidência do bullying nas escolas brasileiras pelo Instituto Brasileiro de Geografia e Estatística (IBGE). Mais de 100 mil alunos do nono período do Ensino Fundamental (de escolas públicas e privadas) de todo o país participaram da Pesquisa Nacional de Saúde do Escolar (PeNSE). Foram entrevistados jovens na faixa de treze a quinze anos de idade, de todas as capitais e do Distrito Federal, revelando que 20,8% dos alunos são agressores – o que significa que um em cada cinco adolescentes pratica bullying nas escolas brasileiras. Em contrapartida, a pesquisa demonstrou que 35,4% desse contingente estudantil já se sentiu humilhado em algum momento durante os trinta dias que antecederam a pesquisa (28,2% disseram que raramente ou às vezes se sentiram

---

6. *Portal G1 – Educação*. Disponível em <http://g1.globo.com/educacao/noticia/2010/05/juiz-de-mg-condena-estudante-indenizar-colega-por-bullying.html>. Acesso em 6 ago. 2015.

agredidos, e 7,2% responderam que quase sempre ou sempre). Vale ressaltar que, em comparação com as pesquisas realizadas em 2009, também pelo IBGE, esse quadro demonstra que o bullying vem aumentando nas escolas do país; ou seja, atualmente, mais de um terço dos estudantes adolescentes já sofreram humilhações em algum momento, a ponto de lhes trazer desconfortos. Um dado que me chama a atenção em relação à pesquisa de 2012 é que mais de 50% dos agressores não souberam responder quais eram as reais motivações das provocações entre seus pares. As demais razões para as perseguições estão relacionadas a forma física, aparência do rosto, raça, orientação sexual, religião e região de origem.[7] A meu ver, isso só reforça o fato de que a crueldade instalada no âmbito escolar é meramente pelo exercício do poder ou pela violência gratuita. Para isso, os agressores vão sempre escolher aqueles que apresentam pontos fracos que os fazem se sentir inferiores ou que já demonstram uma baixa autoestima. É um ato covarde.

Em novembro de 2015, foi sancionada pela Presidência da República a Lei nº 13.185, que institui, em todo o território nacional, o Programa de Combate à Intimidação Sistemática (Bullying), cujo objetivo é determinar às instituições escolares, aos clubes e às agremiações recreativas a prevenção e o combate a prática de bullying e cyberbullying. A lei, vigente desde fevereiro de 2016, também prevê capacitação dos profissionais de educação, orientação aos familiares, a garantia de assistência

---

7. Pesquisa Nacional de Saúde do Escolar 2012. Disponível em <http://biblioteca.ibge.gov.br/visualizacao/livros/liv64436.pdf>. Acesso em 9 ago. 2015.

psicológica, social e jurídica aos envolvidos, entre outras providências pertinentes.[8]

Diante do exposto até aqui, é importante salientar que, mais do que leis que tratem do problema com o intuito de mudar a realidade escolar do país, é preciso transformar a mentalidade de todos os implicados nos processos educacionais (pais, educadores, cuidadores) e de nossos jovens diante da violência que consome os melhores anos de sua vida.

A imprensa e os grandes veículos de comunicação vêm cumprindo, especialmente nos últimos anos, a nobre tarefa de divulgar o assunto de forma mais veemente, contribuindo para a conscientização de toda a sociedade. Precisamos ter em mente que o bullying é um problema gravíssimo, que pode resultar em prejuízos irreversíveis não só no campo individual, como também no desempenho social ou coletivo. Por mais que falemos sobre o tema, ainda é pouco frente ao descaso de uma cultura cada vez mais individualista, competitiva, intolerante e indiferente com o próximo. Políticas capazes de prevenir o bullying nas instituições de ensino é, sem dúvida, algo bastante relevante; no entanto, é preciso que medidas proativas sejam empregadas na prática diária, independentemente delas, no sentido de educar nossas crianças e jovens a serem mais empáticos, éticos e respeitosos.

---

8. Disponível em <http://www.planalto.gov.br/ccivil_03/_Ato2015-2018/2015/Lei/L13185.htm>. Acesso em 15 fev. 2016.

Quando alguém é alvo de cyberbullying, dificilmente consegue "limpar" por completo a "sujeira" deixada por seus praticantes.

7
CYBERBULLYING E *SEXTING:* SINAL DOS TEMPOS
A tecnologia a serviço do desrespeito

Quando paramos e olhamos para o mundo de um século atrás, nós nos deparamos com uma época de simplicidade e inocência. Talvez por essa razão tenhamos tanta nostalgia dos tempos idos e vividos e até mesmo saudades daqueles que gostaríamos de ter vivido: passeios a cavalo e de charrete; o charme da comunicação por cartas escritas a mão; os lampiões a gás; a gasolina barata; o leite sem água ou soda cáustica; a autêntica Taça Jules Rimet; a Copacabana de Dorival Caymmi, que era um bom lugar para namorar e passear.

Hoje tudo está mudado, e certamente há muita coisa no lugar errado. Mas será que trocaríamos o que temos hoje pela pureza dos tempos idos? Talvez sim, talvez não. Tudo depende de quanto cada qual de nós valoriza as conveniências tecnológicas dos tempos modernos.

Essa pergunta constitui apenas um dos nossos devaneios existenciais. No entanto, a verdade é uma só: seja lá o que você pense sobre tudo isso, o tempo não volta! O século XXI está aí, acontecendo e se desenhando a cada instante, inclusive agora, enquanto você lê este livro. Só nos resta, então, valorizar os ensinamentos que apenas o *tempo*, "compositor de destinos, tambor de todos os ritmos" (como diz Caetano), é capaz de oferecer, e aprender com eles.

A mente humana é capaz de criar poderosas ferramentas, porém deve ter o compromisso ético de só usá-las para os bons propósitos. Como bem nos lembrou Albert Einstein: "A preocupação com o próprio homem e o seu destino sempre deve ser o principal interesse de todos os empreendimentos tecnológicos (...) para que as criações de nossa mente sejam uma bênção, e não uma maldição para a humanidade".

Infelizmente, muitos avanços tecnológicos foram usados de maneira insensata e com finalidades muito pouco éticas. A bomba atômica talvez seja um dos mais significativos exemplos dessa falta de bom senso humano.

Os praticantes de cyberbullying, ou "bullying virtual", utilizam os mais atuais e modernos instrumentos da internet e de outros avanços tecnológicos na área da informação e da comunicação (fixa ou móvel) com o covarde intuito de constranger, humilhar e maltratar suas vítimas.

Essa modalidade de bullying já preocupa há alguns anos os especialistas em comportamento humano, pais e professores em todo o mundo. E isso se deve ao fato de ser imensurável o efeito multiplicador do sofrimento das vítimas. Os ataques perversos do cyberbullying extrapolam, em muito, os muros das escolas e de alguns pontos de encontros reais, onde os estudantes se reúnem em território extraclasse (festas, baladas, shoppings, cinemas, lanchonetes etc.).

A grande diferença está na forma e nos meios utilizados pelos praticantes de cyberbullying. No bullying tradicional, visto até aqui, as formas de maus-tratos eram diversas; no entanto, todas ocorriam no mundo real. Dessa forma, quase sempre era possível às vítimas conhecer e, especialmente, reconhecer seus agressores. No caso do cyberbullying, a natureza vil de seus idealizadores e/ou executores ganha uma "blindagem" poderosa pela garantia de anonimato que eles adquirem. Sem nenhum tipo de constrangimento, os bullies cibernéticos (ou virtuais) se valem de apelidos (*nicknames* ou simplesmente *nicks*) ou perfis falsos com o nome de outras pessoas conhecidas ou de personagens famosos de filmes, novelas, seriados. Os bullies virtuais são, a meu ver, os verdadeiros covardes mascarados de valentões, que se escondem nas redes de "esgoto" do universo fantástico dos grandes avanços tecnológicos da humanidade.

Precisamos ter em mente que em raros casos a vítima de bullying é atacada por apenas uma categoria de agressão. Quase sempre os ataques são combinados nas mais diversas formas de maus-tratos. A conjunção dos diversos tipos de bullying aumenta em muito a possibilidade de a vítima sofrer uma exclusão social intensa e traumática.

Se voltarmos a um passado não tão remoto, lembraremos duas brincadeiras chamadas de "correio elegante" e "amigo oculto". Nesses jogos recreativos, em que as pessoas trocavam mensagens – em geral, carinhosas –, sempre havia uma pequena parcela que era alvo de agressões em forma de textos pejorativos. Já nessa época, alguns indivíduos mal-intencionados se escondiam sob a couraça do anonimato. Nesse aspecto, o bullying virtual se originou dessas inocentes brincadeiras. Obviamente ainda não dispúnhamos dos recursos tecnológicos atuais; no entanto, alguns indivíduos se aproveitavam de tais diversões com o firme propósito de alvejar seus pares ao enviar mensagens com conteúdos difamatórios, que rolavam de mão em mão e constrangiam as pessoas-alvo. Era a mesma essência presente e cultivada hoje no cyberbullying.

Os praticantes do cyberbullying se utilizam de todas as possibilidades que os recursos da moderna tecnologia lhes oferecem: e-mails, blogs, fotologs (ou flogs), redes sociais (Facebook, Twitter, Google+), sites de vídeo como o YouTube, SMS, aplicativos de mensagens e grupos em celulares, como o WhatsApp etc. Valendo-se do anonimato, os bullies virtuais inventam mentiras, espalham rumores, boatos depreciativos e insultos sobre outros estudantes e seus familiares – e até mesmo sobre professores e profissionais da escola. Todos podem se tornar vítimas de um bombardeio maciço de ofensas, que se multiplicam e se intensificam de forma veloz e instantânea quando disparadas via celular e internet.

Os agressores normalmente criam um perfil falso (em redes sociais ou e-mails), fazendo-se passar por outra pessoa ao adotar apelidos diversos para disseminar fofocas e intrigas. Eles chegam a criar blogs e canais somente para azucrinar ou *trollar*[1] suas vítimas. Os sites de relacionamentos, as comunidades e os blogs há muito tempo são usados para promover ataques vexatórios com o intuito sórdido de excluir ou humilhar os agredidos. Comentários racistas, preconceituosos e sexistas são feitos de forma totalmente desrespeitosa e, muitas vezes, vêm acompanhados de fotografias alteradas das vítimas em montagens constrangedoras e bizarras. Essas fotos ainda são divulgadas em sites diversos, transformadas em animações no YouTube, colocadas em grupos de discussão e até tornadas públicas fora do ambiente virtual por meio de materiais impressos distribuídos entre os alunos e afixados em banheiros e corredores dos estabelecimentos escolares.

Existem casos, ainda, em que a vítima pode ter seu e-mail pessoal e os perfis das redes sociais invadidos (ou clonados) pelos bullies, que passam a enviar mensagens difamatórias e caluniosas a outras pessoas como se a própria vítima fosse a responsável por isso.

---

1. Gíria utilizada no meio virtual cujo sentido é zoar, chatear, sacanear. Essas atitudes, na maioria das vezes, são provocações deliberadas com o objetivo claro de desestabilizar a vítima ou um grupo.

Os praticantes de cyberbullying participam, inclusive, de fóruns e livros de visitas virtuais para deixar mensagens depreciativas sobre o assunto em questão ou opinar de forma inconveniente. Tudo para semear brigas, desordem e desentendimentos entre os participantes sérios e interessados. Promovem, ainda, votações em diversos sites para eleger os colegas que consideram mais esquisitos.

Quando as vítimas se deparam com toda essa gama de maldades maquiavelicamente planejadas e executadas, seus nomes e imagens já se encontram divulgados em rede mundial. Não há possibilidade alguma de sair ileso dessas situações. As consequências psicológicas para essas vítimas são incalculáveis e, em grande parte das vezes, chegam a atingir seus familiares ou amigos mais próximos.

Um de meus pacientes, de dezessete anos, que aqui recebe o nome fictício de Carlos, sofreu bullying na escola desde os treze anos. Por ser gordinho e meio desajeitado, jogar futebol com os colegas de classe não era seu ponto forte, o que transformava as aulas de educação física em um verdadeiro suplício. Durante todos esses anos ele foi ridicularizado, recebeu diversos apelidos pejorativos e, por último, era chamado de "bichona".

Carlos se via completamente excluído da turma, e todos riam ou cochichavam quando ele tentava fazer alguma pergunta ao professor para sanar suas dúvidas ou quando transitava pelos corredores da escola. As agressões físicas e verbais eram diárias. Além disso, costumavam roubar e quebrar seus pertences.

O menino se calou, e seu rendimento escolar despencou. Seus pais, sem entender o que estava acontecendo, trocaram Carlos de escola. Por meio do computador, ele tinha esperança de fazer amigos virtuais para abrandar sua angústia e solidão. Criou páginas de relacionamentos, fez amizades e se sentiu seguro nesse mundo tão particular, onde poderia conversar com várias pessoas sem sofrer julgamentos ou constrangimentos.

Ilusória expectativa! Seus "colegas" invadiram seu endereço de e-mail com um bombardeio de mensagens ameaçadoras e difamadoras. Criaram uma comunidade denominada "Carlos é uma bichona" e enviaram inúmeras mensagens com palavras hostis e ofensivas: "gordo", "imundo", "morra, seu animal!", "esse cara é uma ameba!", "você não presta", "elefante viadinho", eram algumas delas.

Como se não bastasse, criaram um perfil falso, utilizando uma foto de Carlos, onde ele supostamente ofendia outras pessoas. As agressões e gozações recebidas na escola estavam espalhadas em vídeos pela internet, feitos com as câmeras de celulares dos seus intimidadores. Um verdadeiro massacre virtual!

A notícia se espalhou como uma epidemia, uma virose sem controle, e os assédios, assim como os comentários maldosos, continuaram em sua nova escola. Carlos não resistiu: passou a ter crises de pânico e interrompeu os estudos.

Hoje, em plena juventude, ele está em tratamento, cujo maior desafio é derrotar um inimigo invisível: o medo extremo que sente da própria vida. Carlos perdeu sua adolescência, e ainda estamos empenhados para que consiga superar todos os traumas.

Recentemente, alguns estudantes da zona leste de São Paulo publicaram vídeos no Facebook intitulados "top 10", com o propósito de expor meninas escolhidas por eles como as mais "safadas" dos colégios da região. Na realidade, eles extraíram fotos das redes sociais das alunas de diversas escolas e fizeram montagens grotescas. Nos vídeos, essas fotos aparecem alteradas e animadas com um funk de conteúdo sexual, legendadas com palavrões e com o nome completo das vítimas. Pelo menos quarenta alunas na faixa de treze a quinze anos foram expostas de forma extremamente humilhante, tornando-se o assunto principal entre os estudantes, que compartilharam os vídeos entre celulares de forma viral. Após a publicação dos vídeos, as vítimas passaram a ser hostilizadas pelos corredores das escolas e até fora do âmbito escolar, afetando inclusive seus familiares tanto física quanto emocionalmente. Muitas delas estão longe das salas de aula já há alguns meses e não querem mais voltar por se sentirem traumatizadas e constrangidas.[2] Certamente é algo difícil de superar sozinho.

Sexting

Outra modalidade de bullying virtual que tem sido amplamente praticada, de forma covarde, é o *sexting*.[3] A prática consiste em compartilhar fotos, mensagens de texto e vídeos sensuais ou de cunho erótico sem a autorização da vítima. Em sua grande maioria, as pessoas mais atingidas são adolescentes do sexo feminino que enviam fotos mais íntimas para seus namorados em que estão nuas ou seminuas (*nude selfie*). Também ocorre quando o casal troca mensagens de texto mais "picantes" ou até vídeos onde há cenas explícitas de sexo. Após o término da relação ou o curto período em que o casal esteve junto, esse

---

2. *Jornal Nacional*. Rede Globo de Televisão, de 11/06/2015. Disponível em <http://g1.globo.com/jornal-nacional/noticia/2015/06/listas-de-dez-mais-viram-uma-febre-de-bullying-nas-escolas.html>. Acesso em 18 ago. 2015.
3. Palavra em inglês; mistura entre *sex* (sexo) e *texting* (envio de textos ou mensagens).

material é compartilhado de forma viral entre os colegas da escola, trazendo enormes constrangimentos às vítimas e a seus familiares. Nas redes sociais, a troca de mensagens íntimas entre o casal normalmente ocorre via chat (onde ilusoriamente há maior privacidade) e depois são compartilhadas por dispositivos móveis entre os colegas.

O *sexting* vem aumentando cada vez mais e preocupando as autoridades em crimes digitais. Motivadas por forte paixão e por estarem em fase de descoberta sexual, as adolescentes ainda não têm maturidade suficiente para entender que as trocas de intimidade ou a "prova de amor" não serão eternas e que, no universo virtual, nada fica entre quatro paredes. Também é muito comum que o ex-namorado, frustrado e ferido com o término do relacionamento, divulgue o conteúdo íntimo com o objetivo de se vingar ou de difamar a vítima e até para ter fama de "pegador". Casos de suicídio vêm ocorrendo em várias partes do mundo, inclusive no Brasil, envolvendo a prática de *sexting*.

Por aqui, compartilhar conteúdos de cunho erótico ou imagens de nudez sem a permissão da vítima é considerado crime, que pode ser enquadrado em diversos artigos do Código Penal. Pelo Estatuto da Criança e do Adolescente (ECA), a publicação de fotos ou vídeos de crianças ou adolescentes em situações eróticas ou pornográficas também é qualificada como crime grave.

É lógico que o *sexting* não ocorre somente com adolescentes ou pessoas bem jovens. Esse comportamento também tem afetado os adultos, causando sérios transtornos em diversos setores vitais de quem é vítima.

No início de 2012, a atriz Carolina Dieckmann foi mais uma das vítimas depois que hackers invadiram sua conta de e-mail e tiveram acesso a diversas fotos íntimas. Como ela não cedeu às ameaças e às chantagens de extorsão para que as imagens não fossem divulgadas, suas fotos rodaram as redes sociais, e-mails e sites do Brasil e de vários países. Após o episódio, Carolina denunciou o caso à Polícia Federal e às autoridades competentes em crimes cibernéticos, que conseguiram rastrear e prender os hackers, no interior de São Paulo. A partir de então, tivemos um pequeno avanço na garantia da segurança dos dados pessoais que ainda não estava previsto no Código Penal: foi sancionada a lei 12.737/12, apelidada com o nome da atriz, que criminaliza a invasão de computadores e dispositivos informáticos sem o consentimento do titular, entre outras providências.

As vítimas do cyberbullying

Não existe um perfil específico para ser vítima do bullying virtual. Geralmente ela é escolhida entre seus iguais, sem motivos reais que possam justificar a perversidade dos ataques. É importante salientar que perversidades não são justificáveis sob nenhum aspecto. Podemos e devemos aprender a combater a prática do bullying, mas não é possível justificá-la ou tolerá-la. Infelizmente, qualquer um de nós está sujeito a receber conteúdos indesejáveis, ter o e-mail invadido ou se deparar com montagens bizarras de suas fotos ou vídeos no universo virtual. Não há vacinas eficazes contra isso.

As vítimas de cyberbullying podem ainda atrair pessoas inescrupulosas que, no mundo real, utilizam as imagens expostas na rede mundial como mercadoria que alimenta a indústria de pornografia e pedofilia.

Hoje já é possível rastrear os autores de cyberbullying, o que deve ser feito com a ajuda de peritos policiais especializados em informática. Entretanto, sabemos que, quando se trata de internet e avanços tecnológicos dessa monta, simplesmente não há limites. Quando alguém é alvo de tais perversidades, dificilmente consegue "limpar" por completo a "sujeira" deixada por seus praticantes, mesmo que aparentemente a situação esteja sob controle. Nesse momento, imagens, mensagens e filmes difamatórios podem estar em qualquer computador, celular e afins.

Ao recebermos uma mensagem desse tipo, antes de repassá-la irrefletidamente por mera diversão, devemos lembrar que por trás dela existe um ser humano que certamente está vivenciando um sofrimento inimaginável.

Os praticantes de cyberbullying

A grande maioria dos praticantes de bullying virtual é composta por adolescentes. No entanto, até o momento, não há uma maneira precisa ou eficaz de traçar o perfil exato desses jovens. Isso ocorre porque os ataques efetuados contra as vítimas são virtuais, e neles a identidade do agressor não se torna pública. Por outro lado, as vítimas, quando descobrem quem são seus bullies virtuais, raramente os denunciam. A meu ver, tal postura acoberta e alimenta essa engrenagem covarde e ardilosa que é o cyberbullying.

Em 2012, o caso da canadense Amanda Todd, de quinze anos, foi amplamente divulgado pela imprensa de todo o mundo e chocou a todos. Ela cometeu suicídio após sofrer cyberbullying e *sexting* por cerca de três anos.

Com apenas doze anos, ela fez novos "amigos" em uma sala de bate-papo na internet e recebeu diversos elogios de alguns garotos. Após um tempo, um deles convenceu Amanda a mostrar os seios para a câmera. Posteriormente, esse mesmo rapaz entrou no chat de seu Facebook e pediu que ela fizesse um show para ele, com ameaças de divulgar a foto (*print* de tela) para os amigos e familiares caso ela se recusasse.

Logo depois, a foto se espalhou pelas redes sociais e entre os colegas da escola. Todd foi brutalmente hostilizada com xingamentos, excluída do grupo de amigos e passou a sofrer de depressão e pânico e a fazer uso de álcool e drogas.

Um ano depois, o agressor abriu uma página falsa no Facebook cuja foto do perfil eram os seios de Amanda. Houve um massacre virtual contra a adolescente, culminando em episódios de automutilação e várias tentativas de suicídio.

Amanda mudou de escola algumas vezes e, em uma delas, foi agredida por um grupo de quinze estudantes com palavras ofensivas e socos; um verdadeiro linchamento. Tudo foi filmado e a garota ficou sozinha, caída no chão.

Pouco antes de se enforcar com um cinto, a adolescente postou um vídeo no Youtube no qual contou toda a sua história por meio de cartazes, mostrou os braços mutilados e pediu ajuda. Após a sua morte, o vídeo se tornou viral e foi acessado por milhões de pessoas, sensibilizando as autoridades canadenses para investigar o caso e realizar campanhas de combate ao cyberbullying. Amanda foi homenageada por jovens de todo o mundo pelas redes sociais e em outros movimentos, bem como por artistas e pessoas públicas. Até hoje, infelizmente, seu agressor não foi identificado.

A modernidade x cyberbullying

A grande ideologia sobre a qual se alicerça a modernidade é o que conhecemos por individualismo. O individualismo é, basicamente, um conceito moral que preconiza o melhor tipo de vida que cada um de nós deve viver. Dentro dessa concepção, o melhor tipo de vida é aquele que compreende o autodesenvolvimento, a autorrealização e a autossatisfação. Pela cultura moderna, cada um de nós tem o dever ou mesmo a obrigação moral de buscar tudo que houver de melhor para si. E isso inclui, de forma explícita, uma tríade muito perigosa: poder, status e diversão.

Dentro da filosofia dos tempos modernos, as relações interpessoais se tornam fluidas e inconsistentes, pois todas elas carecem de valores éticos e/ou morais que estabeleçam bases mais sólidas. Dessa forma, a modernidade carrega consigo uma espécie de ansiedade a respeito da possibilidade de existirem de fato os sentimentos de amizade e amor sinceros.

Se nossas relações interpessoais se pautarem somente na influência sociocultural dos nossos tempos, a amizade e o amor nada mais serão do que relações superficiais cultivadas apenas com o intuito de tirarmos algum proveito.

Eu arriscaria dizer que, nos dias atuais, as relações interpessoais são alienantes. Se recorrermos ao dicionário, encontraremos os seguintes significados para a palavra alienação: isolamento, distanciamento, divisão, separação e solidão. Visto que os nossos relacionamentos, na maioria das vezes, são alienados, cada um de nós passa a ter a clara sensação de estar só no mundo e, consequentemente, destinado a viver dentro de seus próprios valores.

O cyberbullying é um reflexo perfeito dessa cultura embasada na insensibilidade interpessoal e na total ausência de responsabilidade e solidariedade coletiva. Nesse contexto, o bullying virtual encontra fatores bastante propícios para se proliferar de forma sombriamente imprevisível. Entre eles podemos citar: a inexistência de padrões legais e éticos para a utilização dos recursos tecnológicos de informação e comunicação; a falta de empatia, de sensibilidade e de responsabilidade nas relações interpessoais; a certeza do anonimato, da impunidade dos agressores e do silêncio acuado das vítimas.

É absolutamente compreensível que as vítimas do bullying virtual tenham dificuldade em denunciar seus algozes. Afinal, seus sentimentos mais profundos são tocados em face das perversidades, humilhações e difamações expostas, via internet, para quem quiser ver. No entanto, a falta de denúncia dos casos fomenta a ação dos bullies virtuais e impossibilita a ação das autoridades, impedindo a punição de acordo com as leis específicas para essas situações. Com isso, torna-se difícil planejar e executar políticas públicas e privadas, de caráter emergencial, que possam priorizar a redução e a contenção desse grave problema.

É fundamental destacar também o fenômeno da conversão que costuma ocorrer em todos os tipos de bullying, sejam os ditos reais, sejam os chamados virtuais. Converter significa "adotar outro modo de vida, outra ideologia". Trocando em miúdos: muitas vítimas de bullying acabam por converter-se em bullies, ou seja, em praticantes das mesmas maldades de que foram vítimas. A maioria dos convertidos adota essa postura como uma forma de reagir aos maus-tratos sofridos ou mesmo de revidá-los. Triste ironia: as vítimas se transformam em agressores de novas vítimas, num círculo vicioso que delineia a expansão da prática do bullying. No caso específico do cyberbullying, a conversão é mais intensa, uma vez que o anonimato facilita a liberação da raiva contida de quem foi alvo da agressão no passado.

Adolescência e cyberbullying: uma dupla da pesada

Não por acaso, os maiores praticantes de cyberbullying são os adolescentes. Em termos científicos, a adolescência corresponde a uma fase da vida humana compreendida aproximadamente entre onze e dezoito anos. Nesse curto, porém intenso, espaço de tempo, os jovens sofrem uma verdadeira revolução neuroquímica desencadeada pelo cérebro. É ele que dá o *start* para ocorrerem todas as transformações físicas e psicológicas que observamos nos adolescentes. Em outras palavras: durante a adolescência, o cérebro ainda infantil sofre uma série de mudanças químicas e estruturais para se transformar em um cérebro adulto, pronto para gerenciar o físico e a mente do adolescente.

Essa é uma fase muito delicada. O cérebro, nosso comandante maior, passa por uma profunda reformulação, pela qual é lapidado e amadurecido. Esse processo ocasiona as repentinas mudanças de humor dos adolescentes, os infindáveis questionamentos sobre regras e limites, os sentimentos de insegurança e insatisfação constantes, as distorções da autoimagem, a necessidade de pertencer a algum grupo, a sede insaciável de novidades, a irresponsabilidade e a inconsequência. E, para completar esse "tsunami existencial", ainda temos que levar em conta o despertar da sexualidade e da necessidade de desenvolver e aplicar os rituais da sedução em relação a seus pares, que provocam desejo sexual, prazer e paixão.

Muitos pais costumam chamar esse período de "aborrescência". Em parte, não tiro a razão deles, mas o "tranco" mental que esses jovens sofrem também não é nada fácil de suportar. Além disso, não podemos esquecer que todos nós já passamos por isso. É o inevitável ato de viver repleto de perdas e ganhos. A pouca habilidade em lidar com suas emoções e afetos, bem como a reduzida competência para racionalizar as consequências de seus atos, faz dos adolescentes indivíduos com grandes chances de cometer atos egoístas, impulsivos, irresponsáveis e até delinquentes.

É importante distinguir duas categorias de adolescentes: uma composta por indivíduos que apresentam comportamentos pouco altruístas somente durante a adolescência, que contém a grande maioria, e outra composta por um pequeno número de indivíduos que demonstram comportamentos não altruístas desde a infância, o que se mantém ao longo da adolescência e da vida adulta.

Essa distinção é fundamental para que possamos entender os motivos pelos quais muitos adolescentes apresentam comportamentos ilegais e antiéticos, incluindo o bullying e o cyberbullying (categoria mais grave). Exatamente por terem dificuldade de se colocar no lugar do outro, muitos adolescentes acreditam que seus atos são apenas "brincadeiras" sem maiores consequências e que, se forem identificados, pouco ou nada poderá lhes acontecer, uma vez que são menores e protegidos pelo ECA. Outros não entendem que, ao compartilhar uma mensagem dolosa, tornam-se cúmplices (ou coautores) da agressão e, por isso, também são passíveis de punições.

Por outro lado, existe uma minoria composta por jovens extremamente perigosos que deve ser rapidamente identificada e neutralizada, pois se trata da mentora ideológica dos piores tipos de cyberbullying. Esses jovens são totalmente conscientes dos seus atos e da dimensão que tais condutas podem alcançar. É exatamente isso que os atrai e fascina: o puro exercício doloso de produzir, controlar e propagar o sofrimento alheio sem nenhum vestígio de culpa ou arrependimento. São os bullies "predadores", com sede insaciável de "diversão". Para eles, as vítimas sempre são as culpadas pelas perseguições on-line que sofrem, pois são pessoas sensíveis demais e espertas de menos.

No Brasil, vários casos de suicídio já ocorreram em função do cyberbullying. Um dos primeiros de que se tem notícia ocorreu em 2006 na cidade de Ponta Grossa, no Paraná.

O estudante de educação física Thiago Arruda, de dezenove anos, foi alvo de ataques, calúnias e injúrias pela web. Thiago foi difamado por uma comunidade no Orkut (rede social hoje extinta) cujo único propósito era fazer fofocas e intrigas sobre os moradores da cidade. O rapaz foi chamado de "homossexual e pedófilo" e recebeu mensagens que diziam que "pessoas como ele deveriam morrer" e que "não poderiam conviver com a humanidade". Os boatos atravessaram as "paredes virtuais", e Thiago acabou por ser agredido e hostilizado pelas ruas da cidade.

Em março de 2008, Thiago, não suportando mais as humilhações, deixou recados na internet dizendo que se mataria caso as acusações continuassem. Como resposta dos membros da própria comunidade, ele recebeu incentivos e orientações sobre a melhor forma de cometer suicídio.

No dia seguinte, Thiago foi encontrado morto, dentro de um carro na garagem de sua casa. Ele colocou uma mangueira no cano de escapamento, entrou no veículo, fechou os vidros, ligou o motor e morreu asfixiado ao inalar monóxido de carbono.

Alguns membros da comunidade foram identificados, mas ninguém foi preso. A comunidade permaneceu no ar ainda por alguns anos, difamando e hostilizando os moradores da região.[4]

Mais recentemente, em novembro de 2013, duas adolescentes se suicidaram por serem vítimas de cyberbullying e *sexting*. Julia Rebeca, de dezessete anos, de Parnaíba (PI), e Giana Laura, de dezesseis anos, de Veranópolis (RS), não suportaram as

---

4. Fontes: <www.safernet.org.br/site/noticias/morte-estudante-poe-xeque--orkut> e <http://revistaepoca.globo.com/Revista/Epoca/0,EMI60229-15228-3,00-SUI-CIDIOCOM.html>.

difamações e os constrangimentos quando suas imagens íntimas foram vazadas e compartilhadas pelas redes. Embora não se conhecessem, ambas se enforcaram e deixaram mensagens de despedida no Twitter. Os suicídios aconteceram com apenas quatro dias de diferença. Os casos tiveram grande repercussão na imprensa, e o tema foi motivo de alerta sobre a exposição na internet e suscitou mais uma vez os debates sobre o cyberbullying e os danos que causa às vítimas.

O papel dos pais no cyberbullying

Ninguém em sã consciência duvida do poder que a internet tem de influenciar e até prever o comportamento das pessoas. Se ainda houvesse qualquer resquício de dúvida, a campanha vitoriosa da primeira eleição do presidente dos Estados Unidos, Barack Obama, em 2008, tratou de mostrar ao mundo como se faz um chefe de Estado on-line. Imagine todo esse poder nas mãos de adolescentes praticantes de bullying virtual. É de arrepiar!

Muitas vezes, os pais têm dificuldade em diferenciar o que é uma brincadeira de mau gosto (ou mesmo uma simples agressão) de bullying. No entanto, existe um elemento-chave que pode facilmente distinguir uma coisa da outra: no bullying, a ação sempre tem um caráter repetitivo. Quando se trata de bullying virtual – via internet, especificamente –, essa realidade apresenta uma peculiaridade: quando se posta uma imagem ou mensagem na rede e ela é visualizada por terceiros, a repetição se dá de forma imediata. Assim, no cyberbullying, crianças e jovens também ficam expostos e vulneráveis de maneira imediata, tornando-se vítimas de chacotas e humilhações, uma vez que muitas pessoas veem a mesma imagem. É como se as vítimas, em frações de segundo, tivessem sofrido um número incalculável de agressões (daí a repetição) em espaço público. Sem contar os compartilhamentos via celulares, que, atualmente, tomam proporções gigantescas e absolutamente sem controle.

Os pais precisam estar muito atentos para perceber a utilização que seus filhos fazem da internet e de celulares. Eles costumam ver os filhos como vítimas, e nunca como agressores. No entanto, é importante que entendam que as crianças podem assumir esses dois papéis.

Outro fator que a maioria de nós desconhece e está previsto no Código Civil é que, além das obrigações de criar e educar os filhos, compete aos pais exigir que eles sejam obedientes e lhes prestem respeito. É claro que orientar para o uso adequado das ferramentas tecnológicas, limitar o tempo de uso etc. também fazem parte desse processo educacional. Mas, para que isso ocorra de forma eficaz, os pais precisam estabelecer limites e regras claras, bem como serem exemplo e referência para os filhos.

Seja como for e aconteça o que acontecer como resultado do uso da internet, os pais devem deixar claro aos filhos que, sempre que se sentirem incomodados ou desconfortáveis com algo, eles podem e devem compartilhar isso com seus responsáveis. Criar esse ambiente de confiança é fundamental para o combate efetivo do cyberbullying.

É importante observar o comportamento dos filhos, especialmente em relação ao uso dos aparelhos eletrônicos (computador, celulares, tablets): quantas horas por dia navegam, usam as redes sociais ou trocam mensagens. Durante esse período, eles costumam ter reações como xingar, chorar, gargalhar ou ficar muito quietos? É comum tentarem esconder a tela dos aparelhos quando alguém entra em seu quarto? O comportamento fora da internet também deve ser bem observado: evitam ir à escola? Dormem demais? Tiveram perda ou ganho de apetite? Apresentam insônia, explosões de raiva ou crises de choro?

Qualquer pessoa submetida ao cyberbullying sofre com níveis elevados de insegurança e ansiedade. Quando as vítimas são crianças ou adolescentes, as reações são muito mais intensas, e as repercussões psicológicas e emocionais podem ser infinitamente mais sérias. Especialmente nos adolescentes, que estão vivenciando uma fase de profundas mudanças cerebrais, os ataques de bullying virtual podem se constituir em um fator desencadeante de diversas doenças mentais.

O quadro clínico ou mental desenvolvido por cada indivíduo está intimamente relacionado com a predisposição genética e com os fatores educacionais e culturais que cada um vivenciou. Entretanto, não podemos deixar de aventar a possibilidade real de que, sem o cyberbullying, muitos jovens não adoeceriam ou, caso fossem adoecer um dia, não seria num momento tão delicado e difícil como é a adolescência.

Os pais também não devem se omitir em procurar ajuda especializada quando perceberem as primeiras alterações significativas no comportamento dos filhos. Quanto mais cedo se detectam os quadros de adoecimento físico e/ou mental, maiores são as chances de reverter totalmente esses transtornos, reduzindo o risco de sequelas graves e permanentes na vida adulta.

A escola no contexto do bullying virtual

Educar é fornecer conteúdo e também preparar os jovens para a vida. Dentro desse conceito, é também papel da escola (não só dos professores, mas de toda a equipe) orientar seus alunos para o uso responsável, solidário e ético dos recursos tecnológicos, alertando-os sobre todos os perigos que tais ferramentas podem esconder. Essa responsabilidade escolar deve ser compartilhada com os pais e familiares dos alunos por meio de palestras, indicação de livros e filmes, divulgação de textos por e-mail, distribuição de cartilhas e desenvolvimento de projetos artísticos que premiem o combate ao cyberbullying.

Os alunos devem ser orientados a refletir sobre o conteúdo de cada postagem nas redes sociais e sobre o que compartilham pelo celular. Também faz parte desse processo educacional conscientizá-los de que curtir ou compartilhar publicações que denotam discriminação e intolerância para com o próximo ou fazer piadas que denigrem a imagem de colegas podem trazer consequências desastrosas e até trágicas.

Não resta dúvida de que as redes sociais são importantes veículos para as pessoas interagirem e se expressarem. No entanto, crianças e jovens extrapolam, e muito, sua própria segurança e a de sua família. Lá estão, para quem quiser ver, os diversos aspectos de sua rotina: fotos de familiares e amigos e de bens materiais (casa, carro, objetos), informações sobre sua vida privada, suas preferências e sua maneira de se vestir, o local onde moram, sua condição socioeconômica, onde vão passar as férias, onde estão naquele exato momento, fotos da intimidade de um casal de jovens e, para completar, uma coleção de amigos virtuais que simplesmente não conhecem nem sabem se existem verdadeiramente. Isso sem falar nos *nudes,* febre da nova cultura, que acabam caindo em mãos erradas e rodam as redes e incontáveis celulares. Hoje, os jovens namoram pela internet, pelo celular, usam câmeras e trocam fotos íntimas.

É importante ressaltar que, atualmente, é necessário ter no mínimo treze anos para abrir uma conta no Facebook. Porém, na prática, crianças bem jovens já têm suas páginas abertas, muitas vezes sem configuração de privacidade, nas quais postam sem o menor discernimento e sem o acompanhamento dos pais. Hoje em dia, existe uma exposição maciça de publicações, que atraem não somente os olhares dos bullies como também de pessoas com intenções bem mais perversas, como sequestradores, pedófilos, pessoas envolvidas em exploração sexual etc.

Ao conhecer e dominar as ferramentas das redes sociais, tanto pais quanto professores poderão dar dicas a esses jovens para que suas páginas sejam mais seguras e protegidas. É preciso ajudá-los a administrar aquilo que publicam na internet ou o que compartilham pelos celulares, territórios onde não existe sigilo.

Os alunos também devem ser alertados sobre os tipos de crimes praticados de forma virtual. Devem saber que o anonimato e a menoridade não os isentam de responsabilidades e de punições caso cometam atos ilícitos. Já existem leis específicas para isso.

No Brasil, caso o cyberbullying seja praticado por maiores de idade e configure crime, cabem ação penal privada (por exemplo, para processar criminalmente o agressor que pratique crimes contra a honra, como calúnia, difamação e injúria)[5] e ação penal pública (para processar criminalmente o agressor que pratique o crime de ameaça, por exemplo).[6] Entretanto, se as condutas forem praticadas por menores de dezoito anos, caberá ao Ministério Público (com atribuição na Vara da Infância e da Juventude) pleitear ao juiz competente a apuração do ato infracional. Este, por sua vez, poderá aplicar as medidas socioeducativas

---

5. Artigos 138, 139 e 140 do Código Penal Brasileiro, respectivamente.
6. Artigo 147 do Código Penal Brasileiro.

previstas no ECA. Para tal, é muito importante que as vítimas reúnam o maior número possível de provas: imprimir o conteúdo das páginas ofensivas, os e-mails com cabeçalhos, o conteúdo dos diálogos ocorridos numa sala de bate-papo virtual, fazer *prints* de tela ou fotografar as postagens difamatórias, além de fazer backups dos arquivos em pen-drives, DVDs, nuvens e outros meios. A rapidez na reunião de provas também é fundamental, uma vez que os agressores costumam apagar os conteúdos difamatórios de páginas, e-mails, torpedos etc.

Já existem delegacias especializadas em crimes cibernéticos para onde se devem levar as provas e onde se formalizam as queixas. É importante também que se busque a ajuda de advogados especializados no assunto. Somente um profissional com esse conhecimento poderá avaliar o sofrimento e as perdas emocionais das vítimas e ajudá-las no difícil e necessário processo de fazer o que é preciso ser feito: denunciar e exigir que as leis sejam cumpridas e os agressores, responsabilizados e punidos por seus atos.

O cyberbullying é um fenômeno muito recente na longa história de violências interpessoais da humanidade. Estamos ainda colhendo os resultados das primeiras pesquisas sérias realizadas nesse campo. Entre 2012 e 2013, a SaferNet Brasil,[7] em parceria com a operadora GVT, realizou uma pesquisa sobre hábitos na web com 2.834 jovens na faixa de nove a 23 anos. Os dados revelaram que o cyberbullying e o *sexting* são as práticas que

---

7. Uma Organização não Governamental (ONG), referência nacional no enfrentamento de crimes e violação de Direitos Humanos na internet. O Portal da SaferNet disponibiliza pesquisas, oferece espaço para denúncias de crimes praticados na web e presta ajuda e orientação às vítimas de crimes cibernéticos, entre outros serviços.

mais atingem crianças e adolescentes. Dos entrevistados, 12% já foram vítimas de cyberbullying, 49% têm receio de sofrer ataques virtuais e 35% admitem ter um amigo que já sofreu esse tipo de violência. Quanto ao *sexting*, 20% dos entrevistados afirmaram ter recebido imagens sensuais e eróticas, e, desses, 42% receberam mais de cinco vezes; e 6% enviaram conteúdo de *sexting*, e, desses, 63% enviaram mais de cinco vezes.[8]

Precisamos ter em mente que muitos jovens omitem as informações por questões de preservação, mascarando a realidade dos fatos. No entanto, o que sabemos já é suficiente para iniciarmos uma cruzada que una todos os setores da sociedade contra essa covardia praticada por pessoas que nem sequer têm a coragem e a dignidade de "mostrar sua face". São indivíduos sem ideais, que não se importam com o seu semelhante, e muito menos com o mundo. São os "sem-rosto"! E, definitivamente, não é para eles que queremos passar o bastão da continuidade da história.

Quero crer que seja possível recuperar a grande maioria dessa juventude que, trancafiada em seu quarto, "brinca" de fazer maldade com os demais. Eu adoraria ver esses jovens canalizando toda a sua energia em projetos criativos e revolucionários cujos resultados fossem capazes de tornar a vida no planeta Terra algo mais gentil e justo – tudo isso alicerçado em interações interpessoais mais generosas e altruístas. Somente dessa maneira seremos capazes de transcender como pessoas e como espécie.

---

8. *NET Educação*. Disponível em <http://neteducacao.com.br/noticias/home/dia-da-internet-segura-jovem-pode-fazer-do-online-um-ambiente-melhor>. Acesso em 20 ago. 2015.

Lidar com as diferenças interpessoais constitui um dos maiores desafios que a nossa espécie enfrenta desde que o mundo é mundo. As guerras talvez sejam o exemplo mais fidedigno dessa dificuldade.

8
BULLYING E SUAS VARIAÇÕES
As diversas faces da vilania

Dentro de um conceito mais amplo, podemos afirmar que todos nós já fomos ou seremos vítimas de provocações ou intimidações em algum momento de nossa vida. Isso ocorre em função da própria natureza humana: somos seres essencialmente sociais, e onde há relações interpessoais sempre haverá disputa por liderança e poder. É claro que existem lideranças que se estabelecem de forma positiva e acabam por trazer benefícios a todos. Esse é o poder exercido pelo e para o bem da humanidade. No entanto, o poder almejado e estabelecido pelos bullies nunca tem tais propósitos altruístas. Eles visam ao poder sempre em benefício próprio, seja para se divertir ou simplesmente para maltratar outras pessoas que, de maneira covarde, são transformadas em presas.

Lidar com as diferenças interpessoais constitui um dos maiores desafios que a nossa espécie enfrenta desde que o mundo é mundo. As guerras talvez sejam o exemplo mais fidedigno dessa dificuldade. Diariamente uma parcela de indivíduos tenta fazer dessa situação a regra, e não a exceção, nos mais diversos tipos de relações. São os tiranos que tentam conquistar o poder a qualquer custo e estão espalhados em diversos contextos sociais: nas chefias do mundo corporativo público ou privado, nas lideranças políticas, nas diferentes esferas religiosas ou até mesmo no aconchego de um lar. Em algumas circunstâncias, esses comportamentos adquirem denominações específicas, como será visto a seguir.

Assédio moral ou *mobbing*

No Brasil, o termo *mobbing* é sinônimo de assédio moral. Nos países europeus, a palavra *mobbing* define o abuso de poder que ocorre entre adultos no ambiente profissional. Esse termo originou-se da palavra em inglês *mob*, que há anos é empregada para designar a Máfia. Dessa forma, o *mobbing* encerra em si a ideia de grupos de caráter mafioso, isto é, que exercem pressões ou ameaças sobre os outros trabalhadores em ambientes profissionais.

Apesar de a dinâmica comportamental ser a mesma tanto no *mobbing* quanto no bullying, convencionou-se utilizar este último termo para definir o abuso de poder que ocorre em ambientes escolares, enquanto o primeiro designa a mesma situação ocorrida no âmbito laboral.

O *mobbing*, ou assédio moral, é um fenômeno antigo: existe desde que as primeiras relações de trabalho surgiram. Mas nada representou de forma tão explícita a violência nas relações trabalhistas do que a escravidão. Essa foi uma das passagens mais cruéis da história das relações humanas.

A fase inicial da industrialização também se revelou um período de maus-tratos e humilhações nas relações trabalhistas. Foi uma época marcada pela total ausência de direitos dos trabalhadores. Não havia ainda uma legislação específica que pudesse estabelecer as mínimas condições materiais e psicológicas necessárias para que as interações com os empregados fossem, ao menos, respeitosas.

No Brasil, cada vez mais, a discussão sobre o assédio moral vem ganhando espaço e relevância, tornando-se objeto de estudos em diversas áreas do conhecimento. Em 2000, a médica do trabalho Margarida Barreto publicou um valioso estudo intitulado *Uma jornada de humilhações*, no qual destacou que a maioria dos integrantes das relações laborais ainda apresenta um expressivo desconhecimento sobre o conteúdo e as consequências individuais e coletivas desse fenômeno. Seus estudos também revelaram que o terror ou a pressão psicológica constituem a forma mais frequente pela qual o assédio moral é exercido em nosso país. De lá para cá, muitas pesquisas vêm sendo realizadas nessa área, já que tem sido motivo de adoecimento mental e físico dos trabalhadores com prejuízos em todos os setores vitais do indivíduo – tais como o social e o familiar – e levado ao rebaixamento da autoestima, à queda do rendimento nas tarefas laborais diárias e, em casos mais graves, a tentativas de suicídio.

Diferentemente do que se imagina, o assédio moral não ocorre apenas de cima para baixo, ou seja, do chefe (ou superior) para o subordinado. Essa é apenas a forma mais comum, também chamada de vertical. O assédio moral também ocorre com frequência entre colegas de mesmo nível hierárquico (horizontal) e do subordinado para o chefe (prática menos comum), entre outras modalidades.

É fundamental destacar que o assediador (agressor) humilha, desqualifica e desrespeita as reais capacidades do trabalhador sempre de forma intencional e sistemática. É uma ofensa à integridade mental e física da vítima.

Os diversos estudos acerca do tema apontam que as práticas mais comuns de assédio moral são as relacionadas a seguir:

→ Comentários depreciativos quanto à sexualidade, à raça, ao credo, ao modo de ser, andar ou falar de determinado funcionário.

→ Humilhações e críticas persistentes.

➜ Agressões verbais.

➜ Olhares e risadinhas provocativas.

➜ Ameaças constantes de demissão ou desvio de função para cargos inferiores.

➜ Sobrecarga de tarefas com metas desgastantes e excessivas e com prazos muito curtos para serem realizadas.

➜ Pouca ou quase nenhuma comunicação verbal, como se o trabalhador não existisse.

➜ Falta de valorização e reconhecimento do desempenho do funcionário.

➜ Isolamento ou exclusão de um determinado funcionário, a ponto de dirigir-se a ele por meio de outras pessoas ou como forma de forçá-lo a pedir demissão.

➜ Fofocas maldosas, denegrindo a imagem do trabalhador.

Embora não existam leis específicas para o assédio moral, como ocorre com o assédio sexual, a justiça tem reconhecido alguns casos. Mesmo assim, não é nada tão expressivo frente a uma prática bastante comum nas empresas brasileiras, onde quase 50% dos trabalhadores já sofreram algum tipo de assédio moral. Muitos deixam de denunciar por medo de perder o emprego e de sofrer represálias, e a maioria que se aventura nessa empreitada acaba por sentir o peso da impunidade. É um quadro ainda desolador.

Assédio moral virtual

Assim como no cyberbullying, o assédio moral também acompanhou os avanços tecnológicos. Atualmente as empresas se comunicam internamente com seus funcionários (e eles entre si) por meio de e-mails, redes sociais específicas, videoconferências, mensagens em celulares (em seus diversos recursos) etc. No entanto, isso não impede que os funcionários sejam constantemente cobrados e até humilhados, constrangidos com palavras ofensivas e moralmente abalados.

Além disso, com tantas inovações no campo da informática (internet, smartphones e aplicativos), houve um *boom* no teletrabalho e no *home office* (escritório em casa). Isso permitiu que o empregado (ou o terceirizado) desenvolvesse suas atividades sem estar necessariamente presente na sede da empresa. Esses funcionários também estão sujeitos a um bombardeio de ataques e intimidações por parte dos seus empregadores, cujas consequências são tão desastrosas que repercutem em sua produtividade, resultando em adoecimento e esgotamento tanto físico quanto mental.

Stalking

De origem inglesa, o termo *stalking* vem do verbo *to stalk*, que significa perseguir. É uma forma de violência, na qual o agressor, denominado *stalker*, persegue obsessivamente a vítima com o objetivo de controlar, espiar ou vigiar seus passos, invadir sua privacidade, tirar sua liberdade, sem lhe dar sossego. Para isso, ele se utiliza de diversos meios, como insistentes telefonemas, mensagens, envio de incontáveis e-mails, abordagens constantes em redes sociais, bem como a propagação de rumores e difamações, a ponto de minar as forças do assediado. O *stalker* também costuma seguir a vítima em todos os seus movimentos, frequentar os mesmos ambientes, ficar à espera na saída do trabalho ou da faculdade, provocar encontros, além de enviar presentes indesejados, flores etc. O *stalker* é um indivíduo obstinado em torturar e infernizar psicologicamente a pessoa que ele elege como alvo. Em casos de relacionamentos amorosos frustrados ou desfeitos, pessoas passionais demais ou inconformadas com a rejeição podem desenvolver sentimentos de ódio e de vingança, deflagrando a prática do *stalking*.

O *stalking* é bastante praticado no meio das celebridades e das pessoas públicas de todo o mundo, cujas vidas são invadidas e devassadas, muitas vezes, com boatos e difamações em diversos veículos de comunicação. Sandra Bullock, Joss Stone, Justin Timberlake, David Letterman e Jodie Foster são alguns exemplos de personalidades que foram perseguidas e ameaçadas obsessivamente por seus fãs, a ponto de seriamente correrem risco de morte.[1]

Os professores e a violência escolar

Infelizmente, muitos professores são humilhados, ameaçados, perseguidos e até ridicularizados por seus alunos. A maioria deles não sabe como agir perante essas desagradáveis situações ocorridas em seu ambiente de trabalho. Se eles sofrem bullying por parte dos alunos, temem procurar a direção escolar e ser mal interpretados por seus superiores e até mesmo rotulados de incompetentes no trato com os estudantes. Por outro lado, se re-

---

1. Fonte: Jornal *O Globo on-line*. Disponível em <http://oglobo.globo.com/cultura/stalkers-relembre-12-casos-de-artistas-que-foram-perseguidos-por-fas-15991910>. Acesso em 28 ago. 2015.

correrem aos próprios alunos, temem se fragilizar mais ainda diante dos seus agressores, o que é bastante frequente. Além disso, ao chamarem os responsáveis para uma reunião na escola, costumam se deparar com a incômoda situação do não comparecimento dos pais ou até mesmo do apoio inconsequente deles às versões descabidas de seus filhos. Em 2014, um estudo da Organização para a Cooperação e o Desenvolvimento Econômico (OCDE) realizado em 34 países mostrou uma realidade no mínimo alarmante: o Brasil lidera o ranking de bullying contra os professores (humilhações, ameaças e até violência física): de cada dez docentes agredidos de forma severa, seis não conseguem retornar à sala de aula.[2]

No caso do assédio moral nas escolas, os professores sofrem pressões, ameaças e outras formas de abuso e maus-tratos dos próprios colegas ou de outros funcionários que lhes são hierarquicamente superiores.

Em ambas as situações, é comum nos depararmos com professores adoecidos e com sintomas psicossomáticos (como dor de cabeça, diarreia, vômitos, sudorese, taquicardia, tonturas, insônia) diante da possibilidade de se defrontarem com seus agressores, seja em sala de aula, seja em reuniões com os demais profissionais da escola. Em casos mais graves, alguns professores evoluem para um adoecimento mais incapacitante, como os transtornos psíquicos (pânico, depressão etc.), ou até mesmo para doenças autoimunes, como tireoidite de Hashimoto, vitiligo, doença de Crohn ou colite ulcerativa. Como mostrado na pes-

---

2. Rádio Câmara. Disponível em <http://www2.camara.leg.br/camaranoticias/radio/materias/PALAVRA-DE-ESPECIALISTA/476269-BRASIL-E-CAMPEAO-EM-BULLYING-CONTRA-PROFESSORES-BLOCO-2.html>. Acesso em 13 ago. 2015.

quisa da OCDE, muitos deles acabam por abandonar a profissão ou tentam assumir outra função em que não haja um contato mais estreito com o aluno.

Existe, ainda, uma terceira posição que os professores podem ocupar na triste história de violência que acomete nossas escolas: o papel de agressores contra seus próprios alunos. Infelizmente, essa realidade se faz presente em nosso ambiente escolar em proporções maiores do que supúnhamos até pouco tempo atrás. Muitos alunos são intimidados, coagidos, humilhados e até mesmo perseguidos por professores. Os alunos vitimados por quem deveria educá-los e até protegê-los apresentam quadros depressivos caracterizados por sentimentos negativos, autoestima rebaixada, sensação de impotência, desmotivação para os estudos e queda no rendimento escolar.

Cyberbaiting e os professores

Infelizmente, o *cyberbaiting*[3] é uma nova modalidade de bullying contra os professores, que se inicia dentro da sala de aula e se expande de forma viral pelas redes sociais. O Brasil é um dos líderes no ranking dessa prática indecorosa que expõe, de modo aviltante, os professores para o grande público.

A prática consiste no seguinte: um aluno é escolhido como "isca" para irritar um determinado professor de diversas formas até que ele perca totalmente o controle. Enquanto isso, outros alunos gravam as cenas em celulares e divulgam a reação daquele professor em redes sociais, como o Youtube e o Facebook, causando grande constrangimento. No entanto, todas as ações

---

3. Palavra de origem inglesa cuja pronúncia se aproxima de "Saiberbeitin".

anteriores do aluno "isca", como as provações e as afrontas, são excluídas do vídeo, mostrando-se apenas as atitudes exasperadas do docente, fora do contexto. Ele é exposto de forma instantânea ao escárnio público com suas imagens divulgadas sem autorização, o que traz consequências traumáticas e, muitas vezes, irreversíveis. Assim como ocorre no bullying tradicional, muitos deles não conseguem mais retornar à sua rotina profissional, abandonam as salas de aula e ficam seriamente doentes.[4]

Bullying homofóbico

Nossa sociedade como um todo ainda tende a lidar com a homossexualidade de maneira superficial e preconceituosa. Isso ocorre, essencialmente, pelas influências que recebemos de uma educação religiosa e familiar conservadora, repleta de valores negativos e princípios morais distorcidos em relação ao sexo, transmitidos de geração em geração. Desse modo, muitos segmentos sociais tratam a sexualidade como um tabu e, de forma geral, associam a homossexualidade a comportamentos transgressores e/ou promíscuos.

Não existem dados estatísticos específicos sobre o bullying homofóbico. No entanto, podemos observar que os estudantes que assumem ou demonstram possuir tal orientação sexual sofrem de maneira mais acentuada o rechaço e a exclusão dos mais variados grupos de alunos, como também dos professores e de outros profissionais da escola.

---

4. Fonte: *NET Educação*. Disponível em <http://neteducacao.com.br/multimidia/audios/informe-net-educacao-cyberbaiting>. Acesso em 13 ago. 2015.

Entre as inúmeras funções da educação de crianças e adolescentes está a de ensinar o respeito pelas diferenças. Educar para o convívio harmonioso entre as diversidades é obrigação de todas as instituições de ensino. O despreparo e o preconceito dos adultos no ambiente escolar e/ou familiar tendem a perpetuar e a agravar o problema, além de contribuir para a ocorrência de suas cruéis e indesejáveis consequências.

É fundamental que nossos jovens aprendam e compreendam que a homofobia, bem como qualquer outro tipo de discriminação, é, sobretudo, um desrespeito à liberdade e à individualidade de cada ser humano.

No capítulo 6 vimos que a campanha de 2010 contra o bullying nos Estados Unidos existiu, principalmente, porque houve uma onda de suicídio de jovens homossexuais, perseguidos por seus colegas de escolas e amplamente difamados.

Em setembro de 2011, um dos casos emblemáticos envolvendo o bullying homofóbico gerou grande consternação no mundo inteiro. O norte-americano Jamey Rodemeyer, de apenas catorze anos, não suportou as pressões sistemáticas que vinha sofrendo por mais de um ano na escola e deu fim à própria vida. O garoto passara a postar alguns vídeos no Youtube com o intuito de ajudar outras pessoas que se encontravam em situações semelhantes e assumira publicamente ser bissexual como forma de pedir socorro pelos ataques constantes. Em vez de conseguir ajuda, foi alvo de muitas ofensas, mensagens e comentários de ódio, como "Pessoas como você não deveriam ter nascido; o melhor que você faz é dar um tiro na própria cabeça com uma vida tão devassa".

Em entrevista ao portal de notícias *Huffington Post*, a mãe de Jamey, Tracy Rodemeyer, declarou que "Era algo tão sufocante que meu filho não conseguia mais estudar, ter amigos ou sair na rua (...) como se o mundo todo estivesse contra ele". "E todo o meu apoio não foi suficiente para evitar o pior", finalizou Tracy.

A cantora Lady Gaga, da qual o adolescente era fã incondicional (um *Little Monster*, como são denominados seus admiradores), ficou bastante revoltada na época, postou mensagens no Twitter e homenageou o adolescente com a música "Hair" no Festival iHeart Radio. Posteriormente, a cantora se uniu ao presidente dos Estados Unidos e a outras celebridades para contribuir com o projeto *It Gets Better*, destinado à prevenção de suicídio de jovens vítimas de bullying homofóbico.

Trotes universitários

O trote deveria constituir um rito de passagem, visando celebrar o início da trajetória universitária do jovem, um momento esperado e desejado tanto pelos alunos como por seus familiares. Deveria ser o "estouro do champanhe", após uma corrida difícil e bastante disputada. Fiz questão de escrever *deveria* porque, infelizmente, os trotes têm se revelado como práticas causadoras de graves constrangimentos e como atos violentos e repugnantes em diversas instituições do país. O trote em si não é considerado bullying escolar, por ser um ato isolado. No entanto, ele pode originar essa prática quando as ações inadequadas persistem.

Em fevereiro de 2009, uma faculdade particular na cidade de Leme (SP) foi palco de cenas de violência absurdas e sem sentido envolvendo trote a calouros. Imagens de agressões físicas e atos desumanos chocaram o país. Bruno César Ferreira, uma das vítimas, de 21 anos, foi internado num hospital do município, em estado de coma alcoólico.

Bruno estava no seu primeiro dia de aula do curso de medicina veterinária, quando foi "recepcionado" por um grupo de veteranos. Logo depois, as marcas deixadas no corpo do jovem (hematomas e ferimentos) mostravam a violência do trote: "Tô com muita dor na costela. Disseram que foi uma chicotada que eu tomei. Uns dizem que eu estava amarrado no poste. Tô com marca no pescoço. Tô constrangido", disse o estudante, depois que saiu do hospital. Bruno também contou que os veteranos esfregaram fezes de animais misturadas com animais em decomposição no corpo dos calouros, obrigando-os a rolar por uma lona e ingerir bebida alcoólica.

Várias fotos foram postadas num site de relacionamentos, mostrando os calouros sujos, em circunstâncias humilhantes e constrangedoras. Bruno foi levado a um bar, mas, como se recusou a beber, foi amarrado a um poste, chutado e chicoteado. Depois que ele desmaiou, os veteranos tentaram reanimá-lo. Como não conseguiram, deixaram o rapaz na rua, entregue à própria sorte. Foi a mãe de outro estudante que prestou socorro a Bruno.

Paulo Sérgio Ferreira, o pai do jovem, desabafou, emocionado: "Ele tem lesão no braço e nas costas e dores no corpo inteiro. A impressão que dá é a de que ele foi jogado dentro de uma vala de esgoto, num mau cheiro total. Não sei nem o que dizer". Bruno César também declarou, na ocasião, que não pretendia mais voltar para aquela escola: "Se eles fizeram isso com um ser humano, imagine o que não vão fazer com um bicho! Que veterinários são esses?".[5]

---

5. Fontes: Programa *Jornal Hoje* (Globo, 10 fev. 2009) <http:// g1.globo.com/jornalhoje> e programa *Bom Dia Brasil* (Globo, 11 fev. 2009) <http://g1.globo.com/bomdiabrasil>.

Como descrito anteriormente, para ser considerado bullying, é necessário que o comportamento agressivo apresente natureza repetitiva e ocorra em um contexto de desequilíbrio de poder. Segundo Olweus, as ações são qualificadas como repetitivas quando os ataques são desferidos contra a mesma vítima pelo menos duas ou mais vezes ao longo de um mesmo ano letivo.

A princípio, pode parecer que uma meia dúzia de "ações rejeitadoras" não seja um número significativo no decorrer dos dez ou onze meses que correspondem a um ano letivo. Entretanto, precisamos ter sempre em mente que, dependendo da gravidade e do potencial hostil dessas ações, uma única atitude pode gerar vivências emocionais extremamente desagradáveis e aversivas em sua vítima. Se analisarmos por essa ótica, um trote universitário é capaz de apresentar, por si só, o mesmo efeito devastador que um bullying realizado ao longo de um determinado período de tempo.

Isso ocorre, principalmente, por causa do medo, que tende a se tornar um receio constante de que um novo ataque de violência volte a acontecer. Não raro, a vítima de um trote maldoso procura evitar qualquer tipo de situação em que exista a possibilidade de ser alvo de constrangimentos ou humilhações. Assim, ela deixa de fazer perguntas aos professores, de manifestar suas opiniões e de agir de forma descontraída e natural nas dependências da faculdade. Tomada por sentimentos de ansiedade, angústia e tensão, a vítima prefere calar-se ou isolar-se dos demais como forma de minimizar seu sofrimento. No entanto, essa tática se revela ineficaz na maioria dos casos de trotes perversos. A lembrança do episódio na forma de revivescência (como se de fato estivesse na frente de seus algozes) leva a vítima a sofrer somatizações acompanhadas de muita angústia, raiva e medo, dentro e fora do ambiente universitário. Em diversos casos de trotes irresponsáveis, podemos observar que os alvos dessa violência tendem a evoluir para quadros de significativa desestruturação psicológica no decorrer de alguns anos quando não recebem a ajuda e o apoio necessários para sua plena recuperação.

Um caso de trote violento com morte que manchou a história deste país ocorreu em 22 de fevereiro de 1999:

> Edison Tsung Chi Hsueh, de 22 anos, descendente de imigrantes chineses, foi encontrado morto no fundo da piscina do clube de uma conceituada universidade da cidade de São Paulo.
>
> Naquela manhã, logo após assistir à aula inaugural com os demais calouros do curso de medicina, Edison participou do tradicional ritual de boas-vindas promovido pelos veteranos.
>
> Vídeos amadores, fotos, cartas e relatos de testemunhas demonstraram que os calouros foram submetidos a abusos, violência e humilhação. Eles foram recebidos com uma chuva de ovos, tinta, farinha e corante, sendo obrigados a participar de brincadeiras grotescas. Numa delas (mostrada em um vídeo), os calouros jogavam uma partida de "boliche humano" imposta pelos veteranos: os mais altos e magros faziam o papel de pinos, enquanto os mais encorpados rolavam como bolas até derrubá-los.
>
> Em outros vídeos, alguns novatos aparecem simulando sexo com uma árvore, enquanto outros são chutados. Há também registros de consumo excessivo de bebidas alcoólicas, como cerveja, pinga e uísque, além de tubos de lança-perfume.
>
> Logo após as "brincadeiras", os estudantes se dirigiram à Associação Atlética, o clube da faculdade. Sob os gritos de guerra dos veteranos, cerca de cem alunos pularam na piscina ao mesmo tempo. No inquérito policial, alguns estudantes relataram que

muitos foram empurrados e outros atirados na água a contragosto. Receberam caldos e foram forçados a permanecer debaixo d'água. Aqueles que tentavam sair tinham as mãos pisoteadas na borda da piscina.

Quatro estudantes foram acusados de homicídio doloso eventual, isto é, não tiveram intenção de matar, mas sabiam que suas atitudes envolviam risco de morte. Laudos do IML constataram que Edison morreu de asfixia mecânica. Ele caiu na água, debateu-se durante três a cinco minutos e não voltou à tona. Segundo a perícia, sua morte ocorreu entre meio-dia e dezesseis horas, justamente no auge das comemorações. No entanto, somente na manhã do dia seguinte o corpo do jovem foi encontrado.

Após alguns anos de investigações e muitos depoimentos contraditórios, constatou-se, de forma espantosa, que ninguém presenciou a morte do estudante. Ele nem sequer foi visto nas imediações da piscina.

Os acusados nunca foram levados a júri popular. Em 2006, o caso foi arquivado pelo Superior Tribunal de Justiça, por entender que não havia elementos suficientes para sustentar a acusação do Ministério Público.

O dia que deveria ser de celebração e alegria custou a vida de um jovem calmo, que usava óculos, gostava de estudar e não sabia nadar.[6]

Eu poderia citar aqui uma série de exemplos de trotes violentos que ocorreram após a publicação da primeira edição deste livro, cujas cenas chocaram o país e causaram prejuízos de toda

---

6. Fontes: Revista *Época*, de 19 de abril de 1999, 12 de julho de 1999 e 10 de fevereiro de 2003; jornal *O Estado de S.Paulo*, 15 de fevereiro de 2009.

sorte a muitos alunos. Praticamente todos envolvem uma dupla explosiva: jovens e bebidas alcoólicas. Muitos calouros, geralmente os mais centrados ou introspectivos, não conseguem recusar a imposição dos veteranos e têm a ilusória expectativa de que serão capazes de conter os assédios mais humilhantes durante a "celebração". Porém, na prática, a situação se desenrola de forma diferente: após a ingestão obrigatória de bebidas (drogas e outras misturas), eles perdem a censura e o controle sobre si mesmos. Sem contar que muitos, no calor da emoção, acabam por ser "hipnotizados" por uma massa de pessoas, sem ter mais o discernimento de que as "brincadeiras" já ultrapassaram todos os limites, ferindo sua integridade física e moral.

Felizmente, muitas universidades já começaram a mudar essa história. Elas vêm estimulando o "trote solidário", que substitui as velhas e degradantes "brincadeiras" por ações que visam à arrecadação de alimentos, roupas e diversos outros bens materiais, bem como à prestação de serviços (aulas, mutirões de limpeza e obras), para instituições de caridade e comunidades carentes nos arredores de suas instalações físicas. Atitudes como essas possuem o efeito imediato de melhorar a qualidade de vida de diversas pessoas socialmente desfavorecidas e acabam por se constituir em uma belíssima "aula magna" sobre altruísmo, solidariedade e responsabilidade social. Um tratamento eficaz e sem efeitos colaterais contra a violência estúpida e antidemocrática dos trotes universitários. Recomendo-o em doses abundantes!

Delinquência juvenil e criminalidade

A criminologia é a ciência que estuda o fenômeno criminal e, em resumo, busca seu diagnóstico, sua prevenção e seu controle. Para tanto, ela utiliza uma abordagem interdisciplinar e se vale do conhecimento específico de outros setores, como sociologia, psicologia, psiquiatria etc., para lançar um novo foco, com a busca de uma visão integrada sobre o fenômeno criminal.[7]

> Prof. Lélio Braga Calhau, promotor do Ministério Público do Estado de Minas Gerais.

Estudos apontam para o fato de os bullies possuírem maior probabilidade de praticar atos de delinquência e criminalidade. Uma pesquisa realizada pelo psicólogo norueguês Dan Olweus acompanhou um grupo de adolescentes autores de bullying, entre doze e dezesseis anos, ao longo de mais de uma década (estudo longitudinal). Ele concluiu que 60% dos adolescentes agressores haviam sido penalizados com pelo menos uma condenação legal antes de completarem 24 anos. Estudos norte-americanos feitos com os mesmos objetivos e metodologias revelaram um considerável aumento na probabilidade de os agressores apresentarem, no mínimo, mais duas condenações judiciais ao longo da vida.

As pesquisas apontaram que as crianças e os adolescentes autores de bullying tendem de fato a adotar comportamentos antissociais nos primeiros anos da vida escolar. A maioria deles se comporta assim por uma nítida falta de limites em seu processos de educação. A ausência de um modelo educativo que associe autorrealização pessoal com atitudes socialmente pro-

---

7. *O fenômeno bullying: breves considerações criminológicas sobre sua possível relação com algumas práticas da delinquência juvenil.* Disponível em <http://www.leliobragacalhau.com.br/o-fenomeno-bullying-breves-consideracoes-criminologicas-sobre-sua-possivel-relacao-com-algumas-praticas-da-delinquencia-juvenil/>.

dutivas e solidárias faz com que os agressores se sintam gratificados somente com atitudes egoístas e maldosas, que lhes conferem notoriedade e autoridade sobre os demais alunos. Outros adotam comportamentos transgressores por estarem vivenciando dificuldades circunstanciais em seus relacionamentos familiares (doenças, separação dos pais, morte de um parente querido etc.).

Por fim, encontramos também uma minoria de jovens que têm a transgressão pessoal e social como base estrutural de sua personalidade. Esses agressores são desprovidos de consideração, empatia e compaixão por seus colegas, irmãos, professores e até mesmo por seus pais. Suas atitudes expressam uma maneira de sentir na qual o outro tem a única função de lhe proporcionar diversão, status e poder.

Não há dúvida de que o fenômeno bullying estimula a delinquência e induz a outras formas explícitas de violência, capazes de produzir, em níveis diversos, cidadãos estressados, com baixa autoestima e reduzida capacidade de autoexpressão. Além disso, como já mencionado, as vítimas de bullying estão propensas a desenvolver doenças psicossomáticas, transtornos mentais leves e moderados e até psicopatologias graves.

É preciso ainda reiterar a interferência drástica que o bullying produz no processo de aprendizagem e de socialização de crianças e jovens. Para algumas vítimas, mesmo após a interrupção do bullying, as consequências advindas dessa violência tendem a se propagar por toda a existência, em decorrência de experiências traumáticas difíceis de serem removidas da memória. Em casos mais graves, quando a violência é intensa e contínua, a vítima pode chegar a cometer suicídio ou praticar atos desesperados de heteroagressão e autoagressão (homicídio, seguido de suicídio).

Assim como os profissionais de educação, os de saúde mental, de assistência social e da área do direito (juízes, promotores, advogados e delegados de polícia) devem adquirir o máximo de conhecimento sobre o fenômeno bullying. Somente dessa forma, ao se depararem com o problema, poderão contribuir para a busca de soluções eficazes para cada caso específico.

Segundo Lélio Braga Calhau, promotor de Justiça do Ministério Público do Estado de Minas Gerais, o diagnóstico do bullying deve ser feito o mais precocemente possível em cada realidade escolar. A partir daí, é preciso estabelecer um diálogo amplo entre todos os envolvidos em cada caso. Agir de forma rápida e coesa tem o objetivo nobre de evitar que os jovens envolvidos na prática do bullying assimilem uma mensagem social equivocada de que os problemas podem ser resolvidos com violência ou com a anulação moral dos mais fracos.

Para começar a virar esse jogo, as escolas precisam, inicialmente, reconhecer a existência do bullying e tomar consciência dos prejuízos que ele pode trazer. Bullying é um fato, e não dá mais para botar panos quentes nas evidências.

9
PARA CONSTRUIR A VIDA NOVA
O que pode ser feito

O bullying é, antes de tudo, uma forma específica de violência. Sendo assim, deve ser identificado, reconhecido e tratado como um problema social complexo e de responsabilidade de todos nós. Nesse sentido, a escola pode e deve representar um papel fundamental na redução desse fenômeno, por meio de programas preventivos e ações combativas nos casos já instalados. Para isso, é necessário que a instituição escolar atue em parceria com a família dos alunos e com todos os setores da sociedade que lutam pela diminuição da violência em nosso dia a dia. Somente dessa forma seremos capazes de garantir a eficácia de nossos esforços.

A participação da escola no combate ao bullying

O bullying sempre existiu nas escolas; no entanto, somente há pouco mais de trinta anos começou a ser estudado sob parâmetros psicossociais e científicos e recebeu a denominação específica pela qual é conhecido atualmente em todo o mundo.

No Brasil, o atraso em identificar e enfrentar o problema foi enorme. Por aqui, o tema só começou a ser abordado com a sociedade a partir de 2000, quando a pedagoga e historiadora Cleo Fante começou uma pesquisa séria e bastante abrangente sobre o assunto. Como exposto no capítulo 6, esse trabalho pioneiro resultou em um programa de combate ao bullying denominado *Educar para a Paz*, colocado em prática em escolas do interior paulista. Graças a esses esforços, o tema bullying começou a ganhar espaço em debates públicos. Tragédias ocorridas em Taiuva (SP), em 2003, entre outras, revelaram, infelizmente de forma dramática, a necessidade urgente de colocar o bullying na pauta do dia das escolas e de toda a sociedade.

Apesar de muitas pesquisas, divulgações e da constatação do aumento da prática de bullying, a ação das escolas perante o assunto ainda não é eficaz. A maioria absoluta não está preparada para identificar e enfrentar a violência entre seus alunos, ou entre os alunos e o corpo docente. Essa situação se deve em parte ao desconhecimento, mas, sobretudo, à omissão, ao comodismo e a uma dose considerável de negação da existência do fenômeno.

Para começar a virar esse jogo, as escolas precisam, inicialmente, reconhecer a existência do bullying (em suas diversas formas) e tomar consciência dos prejuízos que ele pode trazer para o desenvolvimento socioeducacional e para a estruturação da personalidade de seus estudantes. Bullying é um fato, e não dá mais para botar panos quentes nas evidências.

Como segundo passo, mas não menos importante, as escolas necessitam capacitar seus profissionais para a identificação, o diagnóstico, a intervenção e o encaminhamento adequado de todos os casos ocorridos em suas dependências. Nesse aspecto, o Programa de Combate à Intimidação Sistemática (Lei 13.185), surge para favorecer e implementar essas ações. Em terceiro lugar, as instituições de ensino têm o dever de conduzir o tema a uma discussão ampla, que mobilize toda a sua comunidade (e seu entorno), para que estratégias preventivas e imediatas sejam traçadas e executadas com o claro propósito de enfrentar a situação. Para tanto, é preciso também contar com a colaboração de consultores externos, especializados no tema e habituados a lidar com a questão. Entre eles, incluem-se profissionais de diversas áreas, como pediatras, psiquiatras, psicólogos, assistentes sociais etc. É também imprescindível o estabelecimento de parcerias com instituições públicas ligadas à educação e ao direito, entre as quais destaco: conselhos tutelares, delegacias da criança e do adolescente, promotorias públicas, varas da infância e juventude, promotorias da educação. O somatório de forças é capaz de multiplicar a eficácia e a rapidez das medidas tomadas contra o problema. E, quando se trata de bullying, o tempo sempre trabalha a favor dos agressores e contra as vítimas – que, na maioria das vezes, veem com perplexidade sua vida sendo destruída em uma velocidade assustadora.

De maneira prática e objetiva, a escola deve procurar meios para saber quais são as experiências e os sentimentos de seus alunos em relação ao bullying. Uma possibilidade é utilizar o questionário desenvolvido em 1989 por Dan Olweus em seus estudos sobre o assunto e que pode ser adaptado à realidade das escolas do país. Quando a Abrapia[1] realizou as pesquisas em algumas escolas no município do Rio de Janeiro, entre 2002 e 2003, foi utilizado o Modelo TMR (*Training and Mobility of Researchers*), que é empregado em vários países europeus.[2] A sua aplicação pode auxiliar muito na produção de dados sobre o fenômeno, facilitando o seu entendimento e o planejamento de estratégias para combatê-lo.

Como dito anteriormente, ainda que não seja específica para o bullying, a PeNSE, realizada desde 2009 pelo IBGE em parceria com o Ministério da Educação, busca detectar qual é a real situação da violência nas escolas de todo o Brasil. Ou seja: entre tantas situações que envolvem a saúde do estudante, a

---

1. Associação Brasileira Multiprofissional de Proteção à Infância e à Adolescência.
2. Pesquisa citada no capítulo 6.

prática de bullying também passou a ser objeto de estudo e preocupação.

Os alunos também devem ser estimulados a escrever uma espécie de autobiografia escolar, documentada em computador e enviada para um e-mail seguro, que garanta o anonimato de seus relatos. Nessa autobiografia, eles podem romper suas barreiras e quebrar o silêncio que, na maioria das vezes, predomina em relação ao assunto dentro das salas de aula. O grande objetivo dessa atividade é revelar os pensamentos, sentimentos e emoções que podem estar camuflados ou reprimidos pelos estudantes.

Outras atividades coletivas também podem ser utilizadas. Eu gostaria de dar destaque a duas delas, que percebo serem muito eficazes na melhoria das relações interpessoais.

A primeira se trata de uma vivência teatral em que papéis bem definidos (mocinhos e vilões) são distribuídos e interpretados por uma semana. Após esse tempo, é solicitado à turma que apresente a mesma cena, na qual os personagens devem ser trocados: os mocinhos passam a vilões e vice-versa. Denomino esse exercício "Se eu fosse você". Ele obriga, instintivamente, ou de forma intuitiva, que cada colega se coloque no lugar do outro, o que abre espaço para a vivência individual e coletiva de respeito, tolerância, empatia e solidariedade. A utilização de cenas de filmes que tenham a intolerância, o preconceito e a falta de afetividade como tema costuma trazer bons resultados quando elas são transformadas em esquetes para a prática dessa dinâmica.

Outra vivência muito interessante é a do *videofeedback*. O nome parece difícil, mas a técnica é simples e muito eficiente para ser utilizada entre adolescentes. Como o nome sugere, o *videofeedback* consiste em utilizar a gravação da atuação dos alunos nas cenas realizadas no "Se eu fosse você" para uma observação mais minuciosa das reações, das expressões faciais, da postura e do desempenho de cada um em determinado papel. A grande vantagem dessa técnica é o fato de que os adolescentes podem assistir a si mesmos no vídeo. Já foi dito à exaustão que "uma imagem vale mais do que mil palavras"; no entanto, entre os jovens, essa frase tem o peso de uma verdade absoluta. Todo adolescente apresenta grande dificuldade em se ver e se autoavaliar, o que é compreensível e natural, uma vez que sua personalidade está passando por profundas mudanças cerebrais e hormonais.

É importante salientar que essas dinâmicas devem ser realizadas com muito cuidado, para que não causem constrangimentos aos seus participantes. Os profissionais responsáveis pela aplicação das vivências devem ter o preparo adequado, dominar a técnica e exercer controle sobre o grupo, a fim de evitar que tais atividades sejam utilizadas de forma indevida para a prática do próprio bullying. Por isso, não podemos esquecer que as imagens produzidas no *videofeedback* só poderão ser utilizadas durante esses trabalhos específicos. Depois disso, elas pertencem aos alunos que participaram delas.

Os efeitos dessas vivências costumam ser expressivos, e as mudanças aparecem em pouco tempo. Os alunos que praticavam bullying acabam por se conscientizar e passam a apoiar, dentro e fora da sala de aula, aqueles que um dia foram suas próprias vítimas.

Sabemos que o papel dos professores é fundamental para a detecção precoce dos casos de bullying. Em geral, são eles que mantêm a observação mais privilegiada das interações pessoais ocorridas entre os alunos de uma mesma classe. O ideal é que anotem, nas fichas individuais dos estudantes, suas impressões e suas percepções sobre aqueles que despertem sua atenção. Para facilitar o trabalho dos professores, a escola pode providenciar uma folha de apontamentos na qual estejam listados diversos indicativos do comportamento bullying, para o professor assinalar quais se aplicam a cada aluno. Com a sobrecarga de trabalho enfrentada pelos professores, essa sistematização será uma grande ajuda. O ideal é que a folha/o relatório contenha os seguintes itens:

( ) O aluno está constantemente isolado dos demais em sala de aula.

( ) A situação de isolamento é mais gritante durante o recreio.

( ) Nos trabalhos em grupo ou em jogos coletivos, é sempre o último a ser escolhido.

( ) O aluno é alvo de apelidos pejorativos, "zoações", caçoadas, implicâncias constantes em decorrência do seu aspecto físico, psicológico ou cognitivo (relacionado à capacidade intelectual, tanto para mais quanto para menos).

( ) O aluno apresenta sinais que indicam tristeza, humor deprimido, ansiedade, irritabilidade ou agressividade verbal ou física.

( ) Em curto espaço de tempo (um a três meses), ocorreu uma súbita queda no seu rendimento escolar.

( ) Houve desinteresse repentino pelos estudos, tanto nas aulas como em todas as atividades relacionadas à escola.

( ) Tem faltado às aulas de forma recorrente sem apresentar justificativas adequadas e/ou convincentes.

( ) Apresenta ferimentos, arranhões ou hematomas pelo corpo.

( ) Seu material escolar encontra-se frequentemente danificado.

( ) O aluno sofre intimidação, perseguição ou maus-tratos por parte de um grupo específico.

( ) Expressa em sua face medo, angústia ou algum tipo de resposta que não possa verbalizar ou explicitar.

É claro que esse relatório não tem o poder de diagnosticar casos de bullying, mas pode criar um estado de alerta para que os adultos responsáveis se aprofundem na apuração dos fatos.

Nem todas as situações de violência que ocorrem nas escolas podem ser creditadas como sendo bullying. Por isso, para evitar equívocos na avaliação e no encaminhamento dos casos, devemos sempre considerar os critérios essenciais para efetuar o diagnóstico de bullying:

→ A vítima é alvo de ataques de maneira repetitiva durante um determinado período de tempo. Isso corresponde a, no mínimo, duas vezes durante o ano letivo, segundo o pesquisador norueguês Dan Olweus.

→ Os ataques não têm nenhuma motivação que possa justificá-los.

→ Sempre existe um desequilíbrio de poder entre o agressor e a vítima, o que impede a defesa desta e a faz mobilizar uma série de sentimentos desagradáveis em torno da situação.

Uma vez identificado um caso de bullying, os responsáveis pela escola deverão dar início às entrevistas individuais. O entrevistador precisa ter conhecimento profundo sobre o assunto e muita habilidade para ouvir. Ele deve começar pela vítima, demonstrando total compreensão e disponibilidade para ajudá-la, de forma que ela se sinta segura o suficiente para falar sobre seus sentimentos e suas limitações de modo a fazer frente aos ataques que sofre. Nesse momento, deve-se evitar qualquer tipo de crítica, censura ou superproteção, pois essas posturas podem intimidar ou fragilizar ainda mais a vítima.

No caso dos agressores, também é preciso criar um clima de compreensão para que eles possam revelar seus pensamentos, suas motivações e a avaliação que fazem de suas atitudes agressivas. É importante destacar que, apesar do diálogo compreensivo e acolhedor, o entrevistador precisa ser firme e expor aos agressores todas as consequências que podem advir do seu comportamento inadequado. As entrevistas devem sempre ser iniciadas pelo líder do grupo, o que facilita a desarticulação de suas ações. Sem "seguidores" que possam ser manipulados, os líderes perdem grande parte do poder de intimidação psicológica e/ou física.

Na maioria dos casos, o atendimento individualizado dos alunos envolvidos no bullying e as devidas orientações sobre as implicações legais desse comportamento agressivo e transgressor são intervenções suficientes e eficazes para desencorajar a ação dos bullies.

Todos os alunos, pais, professores e profissionais que lidam com crianças e adolescentes no dia a dia devem ter conhecimento e entendimento da legislação que rege o Estatuto da Criança e do Adolescente (ECA). Dessa maneira, todos podem se informar, orientar-se e refletir sobre seus atos e comportamentos, bem como saber as consequências que deles podem surgir.

Infelizmente, por vezes, deparamo-nos com situações em que a postura dos agressores é mais resistente e/ou francamente transgressora. Nesses casos, faz-se necessário ir além do diálogo no território escolar e buscar auxílio de outros profissionais ou de instituições comprometidas com a proteção integral de crianças e adolescentes. Em primeira instância, deve-se recorrer ao Conselho Tutelar, que poderá orientar os alunos e seus familiares.

Embora, no Brasil, a legislação específica para o bullying ainda não tenha sido sancionada, o ECA prevê, de forma clara, medidas protetivas e socioeducativas aplicadas a jovens (menores de dezoito anos) que cometam atos infracionais.

Quando ocorrer lesão corporal, calúnia, injúria ou difamação, os pais ou responsáveis devem registrar o fato em uma delegacia de polícia, por meio de um boletim de ocorrência. Nos casos mais graves, se a escola não informar o Conselho Tutelar, poderá ser responsabilizada por omissão. Em situações que envolvam atos infracionais (ou ilícitos), a escola também tem o dever de fazer a ocorrência policial. Dessa forma, os fatos poderão ser devidamente apurados pelas autoridades competentes, e os culpados, responsabilizados. Tais procedimentos evitam a impunidade e inibem o crescimento da violência e da criminalidade infantojuvenil.

Vale ainda ressaltar que o registro das ocorrências e o encaminhamento adequado dos casos são fundamentais para que se produzam dados estatísticos, pesquisas e estudos para orientar a elaboração e a prática de políticas públicas eficazes contra a violência escolar.

O posicionamento do professor nos casos de violência entre alunos

O professor deve possuir pleno conhecimento das suas atribuições, bem como da competência de todos os profissionais da escola. Somente de posse desse conhecimento ele será capaz de compreender por que e quando deverá encaminhar um caso de violência entre alunos a outros profissionais e/ou instituições. Inicialmente, o professor deve se dirigir ao diretor do estabelecimento de ensino, uma vez que ele é responsável pela vigilância de tudo o que ocorre no interior das dependências escolares. Cabe ao diretor, como autoridade máxima desse ambiente, realizar uma sindicância (ou averiguação) interna e tomar as decisões necessárias sobre as condutas e os procedimentos que devem ser adotados pelos professores e por todos os funcionários da escola.

Em determinadas situações, é indicado e legítimo que o diretor faça um encaminhamento do caso para outras instituições, como o Conselho Tutelar ou órgãos de proteção à criança e ao adolescente. Algumas vezes, pode ser necessário o encaminhamento do caso de forma anônima. O pedido de sigilo e de auxílio da diretoria e/ou da Secretaria de Educação visa à segurança pessoal do diretor, dos professores, dos alunos e da instituição escolar como um todo.

Medidas a serem adotadas quando o professor é o agressor

Todo professor deve proceder de forma que seu comportamento sirva de exemplo para seus alunos. No entanto, por vezes, a escola se depara com circunstâncias em que o professor se destitui de suas obrigações e acaba criando situações que podem ameaçar, constranger ou colocar em risco a integridade física e/ou psicológica de um estudante. Nesses casos, cabe à direção apurar os fatos e, se for confirmada a responsabilidade do profissional, aplicar-lhe as penas previstas no regimento da instituição. Se necessário, o caso deverá ser encaminhado a instâncias superiores.

Se a escola não se mostrar capaz de reparar os prejuízos provocados pelo professor ao aluno, os responsáveis pela vítima deverão recorrer à justiça, solicitando indenização por danos morais e ressarcimento de despesas quando houver necessidade de atendimentos médicos e psicológicos.

Medidas a serem adotadas quando o professor sofre a violência

Infelizmente, a vitimização de professores tem se tornado uma realidade crescente no panorama educacional de nossas instituições escolares. Quando um professor sofre ameaça ou qualquer forma de maus-tratos por parte dos alunos que coloque em risco sua integridade física ou reputação pessoal, ele deve procurar a direção da escola imediatamente. Em caso de omissão por parte da instituição, ele deverá se dirigir, por conta própria, a uma delegacia de polícia para fazer um boletim de ocorrência.

Fernando, um jovem de classe média, cursava o segundo ano do ensino médio e era um dos meninos mais populares do colégio. Perfil "gostosão-sarado", cercado por garotas e por seus "discípulos", não se furtava a fazer arruaças, zombarias e desafiar colegas e professores. Pouco dedicado aos estudos, suas notas sempre foram medíocres, e ele passava de ano com aqueles empurrõezinhos peculiares das "colas" e da proteção de alguns profissionais da instituição. Quando ficou em recuperação em história, não obteve sucesso em suas negociações com o professor. Fernando não titubeou: passou a difamá-lo como pedófilo, declarando que ele assediava as crianças da escola. A notícia logo se espalhou pelos corredores e passou a circular entre os celulares e as redes sociais dos alunos. Para que não houvesse máculas na reputação da escola nem problemas com os pais de Fernando, a direção optou por demitir o professor. A vítima reuniu todas as provas possíveis (testemunhas, documentos da internet, boletins de ocorrência), procurou a ajuda de profissionais da área jurídica e hoje está prestes a reaver não somente seu status de professor exemplar, mas principalmente sua dignidade aviltada.

Em 2013, tive a oportunidade de participar do programa *Mais Você* (Rede Globo de Televisão) cujo tema era a violência nas escolas. No programa também estava presente a professora de filosofia Maria de Fátima Costa dos Santos, da região metropolitana de São Paulo. Os alunos do período noturno da escola em que ela lecionava haviam cortado a energia elétrica, uma prática cada vez mais comum para roubar outros colegas e professores. Durante o apagão, e na confusão causada pelos próprios estudantes, um deles jogou uma lixeira que atingiu o rosto da professora, causando enormes hematomas e inchaços, especialmente na região dos olhos. Durante o programa, Maria de Fátima desabafou: "É muita insegurança; eu já saio de casa rezando". Ela também disse que escolheu a profissão porque gosta de ensinar e que vem de uma família de educadores. Ensinar era a sua brincadeira predileta na infância e na adolescência. Porém, com a violência generalizada e instalada nas instituições de ensino, ela não recomenda a mesma profissão para os filhos.

Na ocasião, não pude deixar de expressar a minha indignação diante dos fatos cada vez mais recorrentes nas escolas de todo o país: "Tudo o que havia de valor na antiga educação, o respeito, a ética, radicalizou-se de tal maneira que deram para as crianças um poder tirano. Os pais deixam que os filhos façam tudo. Estão deixando que as crianças escolham coisas sem ter o senso crítico do que é correto. Elas estão chegando para os professores totalmente sem limites, sem regras. Criamos uma geração de pequenos tiranos, que não se satisfazem com nada. Se você quer ter filho, precisa saber que não vai ter um amiguinho. É importante saber que ser pai e mãe dá trabalho".

Maria de Fátima foi socorrida por dois amigos professores e levada ao hospital. Ela fez boletim de ocorrência e um inquérito policial de lesão corporal foi instaurado.[3]

Como os pais podem colaborar no combate ao bullying

Uma das características mais marcantes de nosso tempo é o aumento das demandas do cotidiano, tanto em relação aos pais como aos filhos. Os pais estão cada vez mais absorvidos pelas

---

3. Programa *Mais Você* – Rede Globo de Televisão, de 08/04/2013. Disponível em <http://gshow.globo.com/programas/mais-voce/O-programa/noticia/2013/04/maria-de-fatima-diz-que-os-alunos-nao-se-importam-com-as-notas.html>. Acesso em 16 ago. 2015.

atividades profissionais com o nítido objetivo de gerar recursos materiais para que possam financiar o conforto e os estudos de seus filhos. Já estes vivem às voltas com as atividades escolares e outras tantas para complementar a sua formação acadêmica e poder enfrentar o tão temido e competitivo mercado de trabalho. Além disso, uma parcela significativa do tempo gasto pelos jovens precisa ser direcionada para os amigos e os relacionamentos amorosos, pois é nessa fase que eles vivenciam suas primeiras experiências sociais (exercidas nos grupos) e afetivas. Dessa forma, os pais ainda precisam dividir seus filhos com a "galera" – o que, por si só, já é uma tarefa bastante trabalhosa.

Diante desse panorama, constatamos que as relações familiares passam por profundas transformações, e o efeito mais evidente desse fato é certo distanciamento entre pais e filhos no dia a dia. No entanto, é imprescindível que os pais encontrem tempo para uma convivência saudável com os filhos, estabelecendo um diálogo permanente sobre sua vida, dúvidas, angústias, expectativas e o universo ao seu redor. Cabe aos pais, ainda, nessa troca de ideias com os filhos, reservar um espaço para, de forma franca e transparente, poderem expressar seus sentimentos e pensamentos a respeito deles. Isso é fundamental para prepará-los para a vida adulta. Lembre-se de que pai e mãe também enfrentam dúvidas e receios na educação dos seus rebentos. A grande diferença é o fato de já terem conquistado a sabedoria de que tudo na vida pode ser superado, com doses exatas de preparo, competência e paciência.

Antes de repreender os filhos, é preciso ouvi-los com sincera disposição de ajudá-los. Para tanto, é necessário que, desde muito cedo, os pais reforcem, com palavras e atitudes, os aspectos positivos e os acertos das crianças. Com o tempo, elas ganharão segurança e autoconfiança. Somente os jovens que possuem confiança em si e apoio de seus familiares conseguem, quando vitimados, romper o silêncio que alimenta o bullying e denunciar seus agressores.

Alguns pais podem ser desastrosamente negativos ao tentar orientar os filhos sobre como devem reagir em situações nas quais são vítimas de bullying. Eles tecem comentários irônicos e responsabilizam o filho vitimado pela falta de competência em lidar com as agressões sofridas. Geralmente agem assim por falta de conhecimento ou por estarem reproduzindo experiências vividas na infância ou mesmo na vida adulta. Infelizmente, acreditam que essa forma de "educar" mexe com os brios do filho a ponto de fazê-lo reagir positivamente perante as dificuldades vividas nas relações com os outros jovens.

Sem se dar conta, os pais que adotam essa postura estão reforçando as atitudes dos agressores e, inadvertidamente, alimentam a insegurança e o sentimento de inferioridade do filho. Com isso, a vítima acaba por optar pela lei do silêncio, que tanto contribui para o aumento e a cronicidade dos casos de bullying.

Por outro lado, existem pais que agem de forma oposta: não suportam a ideia de que seu filho tenha se transformado em "bode expiatório" da escola, mostrando-se chateados, aborrecidos e até raivosos. Por julgarem que a criança não está em segurança no ambiente escolar, eles incentivam a política do revide ao encorajá-la a assumir uma postura de agressão equivalente à de seus algozes. Por vezes, os próprios pais tomam a dianteira e vão tirar satisfação com o agressor ou com os seus responsáveis. Muitos pais, especialmente as mães, praticam ações impensadas na ânsia de defender seu filho: intimidam o agressor, agarrando--o pelo braço ou encurralando-o, para vingar a agressão sofrida por seu filho. Não raro, organizam esquemas de "olho por olho, dente por dente", incluindo irmãos mais velhos ou jovens que participam de lutas profissionais e se predispõem a esse tipo de "luta justiceira".

Essas atitudes de contra-ataque só tendem a agravar o problema, potencializando a violência entre os estudantes. As soluções mais eficazes ocorrem quando se estabelece uma parceria que envolva a escola, os pais das jovens vítimas e os pais dos autores de maus-tratos. Todas as partes implicadas nesse processo precisam de orientação e ajuda e, muitas vezes, de encaminhamento a profissionais da área de saúde.

Os professores às vezes também se deparam com situações muito delicadas: podem suspeitar de que uma criança ou um adolescente esteja sofrendo violência doméstica ao observar mudanças comportamentais, marcas físicas, ou mesmo ao notar algum sentimento de tristeza. Em tais situações, deve-se evitar falar com os pais sob suspeita, pois as crianças podem sofrer represálias ou ser trocadas de escola. O mais indicado é que o diretor e o professor recorram à denúncia anônima, registrando os motivos da suspeita com solicitação de sigilo em relatório oficial. A omissão dos profissionais da escola incorre em uma infração administrativa grave, segundo o artigo 245 do Estatuto da Criança e do Adolescente.

O combate ao bullying: uma luta diária

Como exposto ao longo do livro, o bullying não é um fenômeno exclusivo de alguns países, podendo ser encontrado em todas as escolas do mundo. Por essa razão, é possível observar que programas antibullying vêm sendo desenvolvidos em diversos países com o intuito claro de reduzir esse tipo de comportamento violento entre os jovens.

A luta antibullying deve ser iniciada desde muito cedo, já nos primeiros anos de escolarização. A importância da precocidade das ações educacionais se deve ao incalculável poder que as crianças possuem para propagar e difundir ideias. Elas facilmente se transformam em agentes multiplicadores, capazes de educar, por vias alternativas, seus familiares e funcionários domésticos, criando-se, assim, um círculo virtuoso no empenho pela paz.

Nessa luta épica, cujo cenário principal é a escola e cujos atores principais são os profissionais de educação, estão em jogo os bens mais preciosos da humanidade: a solidariedade, o respeito às diferenças, a tolerância, a cooperação, a justiça, a dignidade, a honestidade, a amizade e o amor ao próximo.

Para que essa batalha tenha um final feliz, devemos fortalecer nossos educadores, exigindo políticas públicas e privadas que disponibilizem recursos significativos para sua formação intelectual, técnica, psicológica e pessoal. Somente dessa forma eles poderão ter o comprometimento, o engajamento e a segurança de que necessitam para abraçar de corpo e alma essa causa heroica: educar crianças e adolescentes para uma vida de cidadania plena, em que direitos e deveres que hoje só existem no papel sejam de fato exercidos e respeitados no dia a dia.

Tenho consciência de que eliminar o bullying entre os nossos jovens é uma tarefa árdua, cansativa e, por vezes, frustrante. Entretanto, não podemos desistir, pois, em última instância, o que está em jogo é a esperança de vivermos numa sociedade mais justa e num mundo mais generoso para todos nós e para as próximas gerações. Aos herdeiros obrigatórios de nossos erros e acertos atuais, desejo coragem, com a certeza de que, neste momento, há muitas pessoas boas tentando lhes deixar um legado mais digno.

Sites úteis

OBSERVATÓRIO DA INFÂNCIA
http://www.observatoriodainfancia.com.br

SAFERNET BRASIL
http://www.safernet.org.br/site

ANA BEATRIZ BARBOSA SILVA (YOUTUBE)
http://www.youtube.com/anabeatrizbsilva

Dicas de filmes

→ *A fita branca*, de Michael Haneke, 2009.

→ *Bang Bang! Você morreu*, de William Mastrosimone, 2002.

→ *Bullying – Provocações sem limites*, de Josetxo San Mateo, 2009.

→ *Código de honra*, de Robert Mandel, 1993.

→ *De repente 30*, de Gary Winick, 2004.

→ *Deixa ela entrar*, de Tomas Alfredson, 2008.

→ *Elefante*, de Gus Van Sant, 2003.

→ *Em um mundo melhor*, de Susanne Bier, 2010.

→ *Evil – Raízes do mal*, de Mikael Håfström, 2003.

→ *Forrest Gump – O contador de histórias*, de Robert Zemeckis, 1994.

→ *Meninas malvadas*, de Mark Waters, 2004.

→ *Meu melhor inimigo*, de Oliver Ussing, 2010.

→ *Nunca fui beijada*, de Raja Gosnell, 1999.

→ *Ponte para Terabítia*, de Gábor Csupó, 2007.

→ *Tiros em Columbine*, de Michael Moore, 2002.

→ *Um grande garoto*, de Chris e Paul Weitz, 2002.

Bibliografia

ANDREASEN, Nancy C. *Admirável cérebro novo: vencendo doença mental na era do genoma*. São Paulo: Artmed, 2005.

BAUMAN, Zygmunt. *A arte da vida*. Rio de Janeiro: Zahar, 2009.

_____. *Amor líquido*. Rio de Janeiro: Zahar, 2004.

_____. *Medo líquido*. Rio de Janeiro: Zahar, 2008.

_____. *Modernidade líquida*. Rio de Janeiro: Zahar, 2001.

_____. *Vida líquida*. Rio de Janeiro: Zahar, 2007.

_____. *Vida para consumo*. Rio de Janeiro: Zahar, 2009.

BAXTER, John. *Steven Spielberg: biografia não autorizada*. T & B: Madri, 2007.

BBC NEWS, UK: Education. "Beckham Backs Anti-bullying Drive". Disponível em: <http:// news.bbc.co.uk/2/hi/uk_news/education/4247149.stm>. Ativo em 07/01/10.

BEANE, Allan L. *Proteja seu filho do bullying*. Rio de Janeiro: BestSeller, 2010.

BEAUDOIN, Marie-Nathalie & TAYLOR, Maureen. *Bullying e desrespeito: como acabar com essa cultura na escola*. Porto Alegre: Artmed, 2006.

BELLI, Amadio Alexandra. *TDAH! E agora?* São Paulo: STS, 2008.

Biography.com. "Madonna Biography". Disponível em: <http://www.biography.com/articles/Madonna-9394994>. Ativo em 17/12/09.

Biography.com. "David Beckham Biography". Disponível em: <http://www.biography.com/articles/David-Beckham-9204321>. Ativo em 07/01/10.

Biography.com. "Steven Spielberg Biography". Disponível em: <http://www.biography.com/articles/Steven-Spielberg-9490621>. Ativo em 09/01/10.

"Biography of the President Bill Clinton: It All Began in a Place Called Hope". Disponível em: <http://clinton4.nara.gov/WH/EOP/OP/html/Hope.html>. Ativo em 12/01/10.

BLAINEY, Geoffrey. *Uma breve história do mundo*. São Paulo: Fundamento Educacional, 2007.

BOSSA, Nadia A. *Dificuldade de aprendizagem*. Porto Alegre: Artes Médicas Sul, 2000.

CALHAU, Lélio Braga. *Bullying: o que você precisa saber – Identificação, prevenção e repressão*. Niterói: Impetus, 2009.

CBS News Entertainment. "Kate Winslet Recounts Bullying". Disponível em: <http://www.cbsnews.com/stories/2006/11/02/entertainment/main2144550.shtml>. Ativo em 17/12/09.

CLINTON, Bill. *My life*. New York: Alfred A. Knopf. 2004.

CLINTON, William J. "Clinton Foundation". Disponível em: <http://www.clinton-foundation.org>. Ativo em 17/01/10.

COSTANTINI, Alessandro. *Bullying: como combatê-lo?* São Paulo: Itália Nova Editora, 2004.

CURRIE, C. et al. (eds.) *Social Determinants of Health and Well-being Among Young People. Health Behaviour in School-aged Children (HBSC) Study: International Report from the 2009/2010 Survey*. Health Policy for Children and Adolescents, nº 6. Copenhagen: WHO Regional Office for Europe, 2012.

DAMÁSIO, António. *O mistério da consciência*. São Paulo: Companhia das Letras, 2000.

FANTE, Cleo. *Fenômeno bullying: como prevenir a violência nas escolas e educar para a paz*. 2. ed. Rev. e ampl. Campinas: Versus Editora, 2005.

_____ & PEDRA, José Augusto. *Bullying escolar: perguntas & respostas*. Porto Alegre: Artmed, 2008.

FIRST, Michael B.; FRANCES, Allen & PINCUS, Harold Alan. *Manual de diagnóstico diferencial do DSM-IV-TR*. Porto Alegre: Artmed, 2004.

GLADWELL, Malcolm. *Fora de série: outliers*. Rio de Janeiro: Sextante, 2008.

GOLEMAN, Daniel. *Inteligência social*. Rio de Janeiro: Elsevier, 2006.

Goliath Business News. "Band it Like Beckham: One Million Join Beat Bullying Campaign". Disponível em: <http://goliath.ecnext.com/coms2/gi_01993652021/Band-it-like-Beckham-one.html>. Ativo em 7/01/10.

GOTTMAN, John. *Inteligência emocional e a arte de educar nossos filhos*. Rio de Janeiro: Objetiva, 2001.

HAUCK, Paul. *Como lidar com pessoas que te deixam louco*. Rio de Janeiro: Objetiva, 2009.

Hicks, Stephen R.C. *Explaining Postmodernism: Skepticism and Socialism from Rousseau to Foucault*. Arizona: Scholargy Publishing, 2004.

Hobsbawm, Eric. *Era dos extremos: o breve século XX*. São Paulo: Companhia das Letras, 1995.

Hollander, Eric & Simeon, Dalphane. *Transtornos de ansiedade*. Porto Alegre: Artimed, 2004.

Hollywood.com. "Kate Winslet". Disponível em: <http://www.hollywood.com/celebrity/191590/Kate_Winslet#fullBio>. Ativo em 09/12/09.

Hollywood.com. "Madonna". Disponível em: <http://www.hollywood.com/celebrity/1114542/Madonna#fullBio> Ativo em 17/12/09.

Houzel, Suzana Herculano. *O cérebro nosso de cada dia: descobertas da neurociência sobre a vida cotidiana*. Rio de Janeiro: Vieira & Lent, 2002.

_____. *Sexo, drogas, rock 'n' roll... e chocolate: o cérebro e os prazeres da vida cotidiana*. Rio de Janeiro: Vieira & Lent, 2003.

_____. *O cérebro em transformação*. Rio de Janeiro: Objetiva, 2005.

IMDB. "Biography for David Beckham". Disponível em: <http://www.imdb.com/name/nm0065743/bio>. Ativo em 08/01/10.

Ioschpe, Gustavo Berg. *A ignorância custa um mundo: o valor da educação no desenvolvimento do Brasil*. São Paulo: Francis, 2004.

Jacquard, Albert. *Filosofia para não filósofos: respostas claras e lúcidas para questões essenciais*. Rio de Janeiro: Campus, 1998.

Johnson, Steven. *De cabeça aberta: conhecendo o cérebro para entender a personalidade humana*. Rio de Janeiro: Zahar, 2008.

Kolb, Bryan & Whishaw, Ian Q. *Neurociência do comportamento*. São Paulo: Manole, 2002.

Kraemer, Maria Luiza. *Jogando e aprendendo a redigir com criatividade*. São Paulo: Paulus, 2008.

Krugman, Paul. *A crise de 2008 e a economia da depressão*. Rio de Janeiro: Campus, 2009.

La Galaxy. "David Beckham: full bio". Disponível em: <http://la.galaxy.mlsnet.com/players/bio.jsp?team=t106&player=beckham_d&playerId=bec369464&statType=current>. Ativo em 08/01/10.

Lambert, Kelly & Kinsley, Craig Howard. *Neurociência clínica: as bases neurobiológicas da saúde mental*. Porto Alegre: Artmed, 2006.

Lindstrom, Martin. *A lógica do consumo: verdades e mentiras sobre por que compramos*. Rio de Janeiro: Nova Fronteira, 2009.

Linn, Susan. *Crianças do consumo: a infância roubada*. São Paulo: Instituto Alana, 2006.

"Madonna Biography & Awards". Disponível em: <http://www.billboard.com/artist/madonna/50294#/artist/madonna/bio/50294>. Ativo em 06/01/10.

MAGALHÃES, Thomaz. *Quebra de script*: uma incrível história de reinvenção pessoal. Rio de Janeiro: Agir, 2009.

MALUF, Angela Cristina Munhoz. *Brincadeiras para sala de aula*. Petrópolis: Vozes, 2004.

MarieClaire.co.uk. "Kate Winslet: 'I Was Bullied for Being Chubby'". Disponível em: <http://www.marieclaire.co.uk/news/celebrity/322190/kate-winslet-i-was-bullied-for-being-chubby.html>. Ativo em 19/05/09.

MarieClaire.co.uk. "Madonna: 'Bullies Made Me Successful'". Disponível em: <http:// www.marieclaire.co.uk/news/celebrity/201354/madonna-bulliesmade-me-successful.html>. Ativo em 19/05/09.

MALDONADO, Maria Tereza. *Bullying e cyberbullying*: o que fazemos com o que fazem conosco? São Paulo: Moderna, 2011.

MATURANA, Humberto R. & VARELA, Francisco J. *A árvore do conhecimento*: as bases biológicas da compreensão humana. São Paulo: Palas Athena, 2001.

MOREIRA, Dirceu. *Transtorno do assédio moral-bullying*: a violência silenciosa. 2. ed. Rio de Janeiro: Wak Editora, 2012.

MovieStaff. "Steve Spielberg Biography". Disponível em: <http://www.moviestaff.com/movie_producers/steven_spielberg.htm>. Ativo em 14/01/10.

NAPOLITANO, Marcos. *Como usar o cinema na sala de aula*. São Paulo: Contexto, 2006.

Now Magazine. "Celebrety News: David Beckham: 'I Was Bullied at School'". Disponível em: <http://www.nowmagazine.co.uk/celebrity-news/235610/david-beckham-i-was-bullied-at-school/1/>. Ativo em 07/01/10.

Observatório da Infância. Disponível em: <www.observatoriodainfancia.com.br>. Ativo em 15/08/2015.

O'CONNOR, Joseph & McDERMOTT, Ian. *Além da lógica*: utilizando sistemas para a criatividade e a resolução de problemas. São Paulo: Summus, 2007.

OLWEUS, Dan. *Bullying at Scholl*: *What we Know and What We Can Do*. New Jersey: John Wiley and Sons, 1993.

ORANSKY, Ivan & BLITZSTEIN, Sean. *Lange Q & A. Psychiatry*. 9. ed. Nova York: The McGraw-Hills Company, 2007.

PADILHA, Valquíria. *Shopping center*: a catedral das mercadorias. São Paulo: Boitempo, 2006.

Parade Magazine. "Tom Cuise 'I Can Create Who I Am'". disponível em: <www.parade. com/articles/editions/2006/edition_04-09-2006/Tom_Cruise_cover>. Ativo em 19/05/09.

PHELPS, Michael. *Sem limites: a incansável busca pelo prazer de vencer.* Rio de Janeiro: Thomaz Nelson Brasil, 2009.

PIAZZI, Pierluigi. *Aprendendo inteligência: manual de instruções do cérebro para alunos em geral.* São Paulo: Aleph, 2007.

PINKER, Steven. *Tábula Rasa: a navegação contemporânea da natureza humana.* São Paulo: Companhia das Letras, 2004.

RAMADAN, Zacaria Borge Ali & ASSUMPÇÃO JR., Francisco B. *Psiquiatria: da magia à evidência?* São Paulo: Manole, 2005.

RIDLEY, Matt. *O que nos faz humanos: genes, natureza e experiência.* Rio de Janeiro: Record, 2004.

RONAI, Paulo. *Dicionário universal de citações.* Rio de Janeiro: Nova Fronteira, 2004.

ROSE, Steven. *O cérebro do século XXI: como entender, manipular e desenvolver a mente.* São Paulo: Globo, 2006.

SADOCK, Benjamin J. & SADOCK, Virginia A. *Kaplan & Sadock. Manual conciso de psiquiatria clínica.* 2. ed. Porto Alegre: Artmed, 2008.

SaferNet Brasil. Disponível em: <http://www.safernet.org.br>. Ativo em 09/06/09.

SHAYWITZ, Sally. *Entendendo a dislexia: um novo e completo programa para todos os níveis de problemas de leitura.* Porto Alegre: Artmed, 2006.

SHRIVER, Lionel. *Precisamos falar sobre Kevin.* Rio de Janeiro: Intrínseca, 2007.

SILVA, Ana Beatriz Barbosa. *Mentes consumistas: do consumismo à compulsão por compras.* São Paulo: Globo, 2014.

_____. *Mentes e manias: TOC: transtorno obsessivo-compulsivo.* Rio de Janeiro: Objetiva, 2011.

_____. *Mentes inquietas: TDAH: desatenção, hiperatividade e impulsividade.* 4. ed. São Paulo: Globo, 2014.

_____. *Mentes insaciáveis: anorexia, bulimia e compulsão alimentar.* Rio de Janeiro: Ediouro, 2005.

_____. *Mentes perigosas: o psicopata mora ao lado.* 2. ed. São Paulo: Globo, 2014.

_____.; GAIATO, Mayra Bonifacio & REVELES, Leandro Thadeu. *Mundo singular: entenda o autismo.* Rio de Janeiro: Objetiva, 2012.

SMITH, David Livingstone. *Por que mentimos: os fundamentos biológicos e psicológicos da mentira.* Rio de Janeiro: Campus, 2006.

STEAD, Latha G.; STEAD S. Matthew & KAUFMAN, Matthew S. *First Aid for the Psychiatry Clerkship: a Student to Student Guide.* Nova York: The McGraw-Hill Companies, 2006.

SPIELBERG, Steven. "Spielberg Proud to Be Jewish". Disponível em: <http://www.contactmusic.com/new/xmlfeed.nsf/story/spielberg-proud-to-be-jewish>. Ativo em 10/01/10.

"Steven Spielberg Articles – Lesson #1: 'Over Came Your Fears'". Disponível em: <http:// www.evancarmichael.com/Famous-Entrepreneurs/629/Lesson-1Overcome-Your-Fears.html>. Ativo em 10/01/10.

Tabachi, Dalva. *Mãe, me ensina a conversar: vencendo o autismo com amor*. Rio de Janeiro: Rocco, 2006.

The White House. "William J. Clinton". Disponível em: <http://www.whitehouse.gov/ about/presidents/williamjclinton>. Ativo em 12/01/10.

Tolman, Anton. *Depressão em adultos: as mais recentes estratégias de avaliação e tratamento*. 3. ed. Porto Alegre: Artmed, 2009.

Torre, Saturnino De La. *Dialogando com a criatividade*. São Paulo: Madras, 2005.

Tom Cruise: The Official Site. Disponível em: <http://www.tomcruise.com>. Ativo em 15/12/09.

Trigueiro, André. *Mundo sustentável*. São Paulo: Globo, 2005.

US College – USC Shoah Foundation Institute. Disponível em: <http://college.usc.edu>. Ativo em 14/01/10.

USMagazine.com. "Michael Phelps' Mom: 'Bullying and Adversity Made Him Be Stronger'". Disponível em: <http://www.usmagazine.com/news/michael--phelps-mom-bullying-and-adversity-made-him-be-stronger>. Ativo em 19/05/09.

USMagazine.com. "How Michael Phelps Went from Bullied Kid With Big Ears to the World's Most Successful Olympian". Disponível em: <http://www.dailyrecord.co.uk/news/editors-choice/2008/08/14/profile-how-michael-phelps--went-from-bullied-kid-with-big-ears-to-the-world-smost-successful-olympian-86908-20696762>. Ativo em 17/11/09.

Volnovich, Jorge R. *Abuso sexual na infância*. Rio de Janeiro: Lacerda, 2005.

Wiseman, Rosalind. "Queen Bees and Wannabes: a Parent's Guide to Helping Your Daughter Survive Clicks, Gossip, Boyfriends, and Others Realities of Adolescence". Nova York: Tree Rivers Press, 2002.

Zagury, Tania. *Os direitos dos pais: construindo cidadãos em tempos de crise*. Rio de Janeiro: Record, 2004.

_____. *Sem padecer no paraíso: em defesa dos pais ou sobre a tirania dos filhos*. Rio de Janeiro: Record, 2004.

_____. *Limites sem trauma: construindo cidadãos*. Rio de Janeiro: Record, 2008.

_____. *Escola sem conflito: parceria com os pais*. Rio de Janeiro: Record, 2008.

_____. *Educar sem culpa: a gênese da ética*. Rio de Janeiro: Record, 2008.

_____. *Encurtando a adolescência: orientação para os pais e educadores*. Rio de Janeiro: Record, 2008.

Contatos da
Dra. Ana Beatriz Barbosa Silva

Homepage: www.draanabeatriz.com.br

E-mail: contato@draanabeatriz.com.br

abcomport@gmail.com

Twitter: twitter.com/anabeatrizpsi

Facebook: facebook.com/anabeatriz.mcomport

YouTube: youtube.com/anabeatrizbsilva

Instagram: instagram.com/anabeatriz11

ESTE LIVRO, COMPOSTO NA FONTE FAIRFIELD,
FOI IMPRESSO EM PAPEL OFFSET 90 G/M² NA EDIGRÁFICA.
RIO DE JANEIRO, MAIO DE 2020.